EDUCAZIONE PRE E PERINATALE

Carlos Gonzáles

IL MIO BAMBINO
NON *MI* MANGIA

Consigli per prevenire e
risolvere il problema

BONOMI EDITORE

EDUCAZIONE PRE E PERINATALE

Collana dedicata a genitori e operatori che affronta le più recenti scoperte sulla vita pre e perinatale per valorizzare il potenziale emozionale e intellettivo del bambino dal concepimento alla prima infanzia.

Titolo originale
Carlos Gonzáles, Mi niño no me come. Consejos para prevenir y resolver el problema

© Carlos Gonzáles Rodríguez, 1.999
© EDICIONES TEMAS DE HOY, S.S. (T.H.), 1.999
P° Recoletos 4, 4°
28001 MADRID (Spain)

Edizione italiana
© Riccardo Bonomi Editore 2003
Via Corridoni, 6/a - 27100 Pavia
ISBN 88-86631-36-7

www.bonomieditore.it

Traduzione a cura di Valeria Da Campo e Anna Li Pera.

Si ringraziano per la collaborazione: Grazia De Fiore, Fabrizio Marano, Paola Negri, Cettina Sansone.

INDICE

*A mia madre
che mi dava da mangiare
seduto sulla finestra.*

Ringraziamenti

*L'autore ringrazia Maite Fabregat,
Joana Guerrero, Rosa Maria Jové,
Margarita Otero, Cristina Ros e
Pilar Serrano per i validi
commenti al manoscritto.*

Prefazione all'edizione italiana

Chi di noi non ha mai avuto problemi con l'ora della pappa? Sono veramente poche le mamme che possono affermare di non aver mai rincorso il proprio figlio tenendo in mano un cucchiaio colmo di cibo! Nella nostra attività di consulenza, ci capita spesso di raccogliere testimonianze di mamme che vivono con preoccupazione il momento dell'introduzione dei cibi solidi, in quanto hanno paura che il comportamento del loro bambino a tavola non rispecchi non solo le loro aspettative, ma anche (o soprattutto) quelle del pediatra, come quelle (non meno importanti!) di parenti o amiche.

Sappiamo bene per lunga esperienza che allattare al seno a richiesta può essere per la mamma di valido aiuto nell'affrontare i piccoli-grandi problemi nella vita di ogni giorno con il suo bambino. Infatti l'allattamento favorisce l'instaurarsi di quel rapporto speciale di fiducia reciproca che porta spesso la madre a fidarsi dei messaggi del figlio e della sua capacità di autoregolazione, e quindi a non agitarsi troppo quando la pappa preparata con tanto amore viene rifiutata dopo qualche cucchiaiata, o neppure assaggiata.

Molte madri avvertono comunque la pressione dell'ambiente sociale che ci circonda: diventa allora facile infastidirsi, quando non addirittura sentirsi inadeguate, se nostro figlio si rifiuta di mangiare come il bambino della vicina o se non gradisce il menù indicato dalle tabelle che ci vengono consegnate negli studi pediatrici. Spesso le mamme si rivolgono alla nostra associazione perché sono preoccupate dal fatto che i loro bambini, già grandicelli, non mangiano ancora "come si deve" ma fanno piccoli spuntini o rifiutano qualche cibo particolare di cui (in teoria) non si può fare a meno per crescere in buona salute. Siamo liete di presentare a tutte queste mamme, ma anche ai loro pediatri, amici e parenti, questo gradevolissimo libro, già diventato un best-seller in Spagna, che ci illustra un modo nuovo (o per lo meno poco diffuso) di affrontare questo problema: il dottor Gonzáles ci chiede di far leva sul nostro buonsenso e, portando delle argomentazioni assolutamente scientifiche, anche se scritte in linguaggio semplice e molto divertente, ci invita a riflettere sul comportamento che a volte teniamo con i nostri bambini al momento della pappa e, ancora più importante, sul nostro atteggiamento verso questo aspetto.

Attraverso un percorso a tappe (dal sorgere delle difficoltà a tavola, ai comportamenti più frequenti delle mamme, alle raccomandazioni degli esperti) di gradevolissima lettura, González ci conduce di fatto a rivalutare le nostre aspettative nei confronti di quanto, cosa e come dovrebbero mangiare i nostri figli.

Alle mamme che già vivono il momento dei pasti con ansia, se non con vero e proprio timore, Gonzáles suggerisce di provare un metodo collaudato che restituirà la serenità a tavola, non solo a mamma e papà (insieme a pediatra, nonna, zia...) ma anche - e soprattutto - ai protagonisti: i bambini.

Questo libro piacerà anche a chi non si è mai fatto un problema se suo figlio non finiva la pappa, o a chi non ha ancora avuto questa esperienza, proprio perché fornisce una chiave di lettura inconsueta e informazioni utili che, in questo caso, daranno conferma e gratificazione ai primi e indicazioni sull'atteggiamento da tenere agli altri.

Cosa aggiungere ancora? Potremmo forse ricordare quanto nella nostra società occidentale si stia diffondendo l'obesità, purtroppo a livelli preoccupanti anche nell'età infantile, o altre patologie legate al modo di alimentarsi. Possiamo veramente fare qualcosa di utile per i nostri bambini insegnando loro ad aver fiducia nei loro istinti di fame e sete, come anche nei loro gusti, e imparando noi per primi come genitori a capire e rispettare i segnali che in questo senso ci vengono inviati.

Possiamo approfittare di questa ulteriore occasione che ci offrono i nostri figli per migliorare noi stessi: imparare ad ascoltare e ad accettare le esigenze di chi ci sta intorno; questo non vuol dire mettere in secondo piano il nostro benessere, anzi di solito, come in questo caso, proprio l'opposto. Non resta che ringraziare il dottor Gonzáles e le mamme che hanno tradotto il testo originale, rendendo possibile la pubblicazione in Italia di questa opera, e augurare quindi a tutti una buona lettura.

a cura della Leche League Italia,
Lega per l'Allattamento Materno

Prologo

Negli ultimi anni le conoscenze sulla fisiologia dell'alimentazione sono aumentate considerevolmente. Ci meravigliamo del
complesso processo che regola l'ingestione di alimenti e, senza
dubbio, non finisce di essere sorprendente la quantità di pregiudizi esistenti quando si tratta dell'appetito di un bambino, così
come non finisce di stupire la quantità di norme rigide che vengono imposte alla sua alimentazione.
La mia prima e dolorosa esperienza di fronte a queste norme fu
assistere al supplizio di mio fratello minore. Lui aveva all'incirca
due anni e io tre. Quel pomeriggio eravamo stati affidati alle cure
di una zia, senza dubbio molto affettuosa con noi.
Mio fratello non volle mangiare la banana che avevano deciso
dovesse essere la sua merenda, così che la zia lo prese in braccio,
gli tappò il naso e, quando alla fine aprì la bocca per respirare, gli
introdusse, senza compassione, la banana e continuò in tal modo
nonostante i suoi pianti e i tentativi di divincolarsi, finché non la
inghiottì tutta quanta. Lo percepii come un atto di crudeltà del
quale non riuscivo a capire lo scopo. Se avesse avuto fame l'avrebbe mangiata, e se non la mangiava significava che non aveva
fame! Questo lo capisce anche una bambina di tre anni.
Circa la mensa del collegio, poi, potrei raccontarne qualcuna.
Sotto i tavoli, che avevano un ripiano inferiore, potevi trovare
di tutto: normalmente c'erano pezzi di pane, arance, salame, ma
si potevano trovare anche uova fritte intere. Non so se la diret-
trice lo sapesse, o pensasse che i bambini del collegio riuscisse-
ro a mangiare tutto, però, sicuramente, la donna delle pulizie
era al corrente di quanto fosse capace di mangiare un bambino.

Dopo molti anni di studio ho confermato la mia prima impressione: è l'appetito che regola l'ingestione di alimenti; e, almeno i bambini, mangiano in modo adeguato ai loro bisogni. Ogni specie animale ha delle preferenze alimentari che sembra siano determinate geneticamente. Noi non siamo un'eccezione, almeno quando ancora non abbiamo acquisito i pregiudizi dell'epoca in cui ci è toccato vivere. Con gli anni riusciamo a mangiare sulla base di motivazioni alquanto variegate: a seconda che sia Natale o Quaresima, a seconda se vogliamo far piacere a nostra suocera o pavoneggiarci in bikini... Al contrario, i bambini non hanno idee preconcette di quanto o quando devono mangiare. Non conoscono (né è loro necessario) le raccomandazioni del pediatra, e nemmeno quelle dell'Organizzazione Mondiale della Sanità (OMS), e non sanno neppure quello che mangia il figlio della vicina di casa. Per questo non accettano facilmente le norme rigide che a volte si vogliono imporre loro.

Loro sì che sanno. Dovremmo apprendere e riflettere su ciò che riguarda l'alimentazione e su molte altre cose. In una occasione, prima di dare il seno a mio figlio, gli domandai a voce ben alta (affinché mi udisse qualcuno che solo a denti stretti accettava che lo allattassi): "Tesoro, vuoi bere del latte fatto esclusivamente per la tua specie, che si è evoluto attraverso milioni di anni fino a riuscire a essere perfetto per te, che non ti causerà allergie e che ti proteggerà da molte malattie?". Lui mi guardò adombrato e mi disse: *"Nooooo, voio tetta!"*

Questo libro, che mi sembra tanto ameno quanto scientificamente rigoroso, tanto rispettoso verso le madri quanto verso i bambini, lascia intravedere una filosofia più profonda sulle relazioni dei genitori con i propri figli. *Il mio bambino non mi mangia* interessa non solo le madri che sognano di vedere i propri figli mangiare "come si deve", ma anche e soprattutto i bambini che sognano di passare piacevolmente con le proprie madri le ore dei pasti e tutte le altre ore del giorno.

Pilar Serrano Aguayo
medico specialista in endocrinologia e nutrizione

*L*e testimonianze di madri contenute in questo libro proven-gono da lettere ricevute dalla rivista Ser Padres sulla quale curo una rubrica di consigli pediatrici. Sono stati cambiati i nomi e qualche altro dettaglio che avrebbe potuto permettere la loro identificazione. Il mio più sincero ringraziamento a tutte loro per la fiducia che mi hanno riconosciuto e per le tante cose che mi hanno insegnato.

Una prima versione del racconto "Il blitz della Polizia Nutrizionale", che chiude quest'opera, è stata pubblicata sulla stessa rivista nel febbraio '98.

Introduzione

Ma esistono bambini che mangiano?

"Il mio bambino non mi mangia". Questa è, senza dubbio, una delle frasi che il pediatra ascolta con più frequenza durante la sua vita. E sebbene in inverno il "non mangiare" si ritrova a competere con la tosse e il naso che cola, in estate occupa indiscutibilmente il posto d'onore durante la maggioranza delle visite.

Alcune madri, come Elena, sono solo un po' preoccupate:

> Il 20 giugno passato mio figlio Alberto ha compiuto un anno. Non è un bambino che mangia molto: devo intrattenerlo per riuscire a farlo mangiare, e anche così, quasi sempre, lascia qualcosa. Non so se devo preoccuparmi, tenendo in considerazione che è un bambino molto allegro e sveglio, e il suo pediatra dice che è perfettamente sano.

Altre, come Francesca, sono prossime alla disperazione:

> Ho una bimba di quasi 6 mesi, che è nata di 2,4 kg e attualmente pesa 6,4 kg.
> A 5 mesi la pediatra mi ha detto di cominciare con i nuovi alimenti: cereali senza glutine, pappe di frutta, eccetera; ma la bambina rifiuta in modo categorico le pappe di frutta: nonostante che tenti tutti i giorni, non riesco a fargliene prendere

nemmeno una cucchiaiata intera e spesso finisce in lacrime; tutto questo mi fa diventare nervosa e triste. Mi sento molto male, perché non so dove sto sbagliando, non mi piace rimproverarla né voglio obbligarla, ma credo che alla fine se non lo faccio non mangerà assolutamente niente. Lei crede che debba aspettare un po' di tempo e poi tornare a provare? Ogni volta che vede il cucchiaio diventa nervosa. Mi sento colpevole.

Francesca sarebbe più tranquilla se il suo pediatra, come quello di Elena, le dicesse di non preoccuparsi, perché sua figlia sta bene ed è sana?

L'inappetenza è un problema di equilibrio fra ciò che un bambino mangia e quello che la sua famiglia spera che mangi; il problema sparisce quando l'appetito del bambino aumenta, o quando le aspettative di chi lo circonda diminuiscono. E' abitualmente impossibile (e per fortuna, perché altrimenti sarebbe pericoloso) fare in modo che il bambino mangi di più. Il proposito di questo libro è di ridurre le aspettative di lettrici e lettori in modo da renderle più vicine alla realtà.

Il tuo caso non è l'unico

Oltre a spiegare che il bambino non mangia, molte madri aggiungono qualcosa come: "So già che ci sono molte madri iperapprensive che si lamentano del fatto che il proprio figlio non mangia; ma le assicuro, dottore, che il mio non mi mangia niente, dovrebbe vederlo..."

Si sbagliano doppiamente. Si sbagliano, in primo luogo, pensando che il proprio figlio sia l'unico a non mangiare. Il loro bambino non è neppure quello che mangia meno. Sicuramente, cara lettrice, c'è un altro bambino che mangia meno del tuo. (Ti chiederai come posso esserne così sicuro. Be', è una semplice questione di probabilità: c'è, per definizione, uno e un solo bambino che è "quello che mangia meno di tutti gli altri"; è molto probabile che sua madre nemmeno compri questo libro e, nel peggiore dei casi, ho una sola possibilità su milioni di non azzeccare.)

Ma si sbagliano, in secondo luogo e soprattutto, quando pensano che altre madri siano "iperapprensive". Non lo sono. E' vero, infatti, che questi bambini mangiano poco (perché hanno bisogno di poco, come spiegheremo più avanti), ed è vero che queste madri sono profondamente e legittimamente preoccupate.

Perché ne soffriamo tanto

Le madri si preoccupano, logicamente, per la salute dei propri figli. Ma c'è qualcosa di più, qualcosa che trasforma l'inappetenza in un problema molto più preoccupante della tosse o del naso che cola. Da una parte la madre tende a credere (o altri le fanno credere) che la colpa sia sua, perché magari non ha preparato adeguatamente il cibo, oppure non ha saputo offrirlo nel modo giusto, o non ha educato bene suo figlio... Dall'altra, molte mamme tendono a farne una questione personale, così come ci dimostra Laura:

> (...) la mia unica figlia di diciotto mesi, il problema è che non c'è modo di farla mangiare come si deve. Molte volte mi fa venire i nervi a fior di pelle, quando le preparo da mangiare con tanto amore e dopo due cucchiaiate comincia a sputare tutto...
> Cosa posso fare perché mangi come Dio comanda?

Non solo la bambina è inappetente ma si permette anche di "disprezzare" gli sforzi di sua madre in cucina. Certamente, non sapevamo che Dio avesse delle norme su quello che devono mangiare i bambini. Avrà voluto dire "come il suo pediatra comanda"?

Quasi tutte le madri esprimono questo profondo sentimento personale dicendo "non mi mangia" invece di "non mangia". Alcune sentono il problema come un atto ostile da parte del figlio: "Mi rifiuta... la frutta". Molte mi hanno anche detto che piangono quando danno da mangiare ai propri figli. Talvolta la povera creatura è coinvolta in un falso conflitto emozionale. Invece di stabilirsi in termini semplici quali *hai fame/non hai fame*, la lotta per mangiare può trasformarsi in una trappola del tipo *mi vuoi bene/non mi vuoi bene*. La madre accusa il bambino di non volerle bene soltanto perché non può mangiare di più. E non poche volte fa intuire al bambino, quando non glielo dice apertamente, che lei cesserà di volergli bene se non mangia.

Ma loro ne soffrono ancora di più

Le famiglie, specialmente le madri, soffrono a causa dei conflitti per il cibo. E soffrono molto. Come ha scritto una di loro:

> E' terribile avere paura che arrivi l'ora di mangiare.

Se la madre ha paura, come starà suo figlio? Per quanto grande possa essere la sua preoccupazione, deve ricordare sempre che suo figlio sta soffrendo più di lei. Non la sta prendendo in giro, non la sta manipolando, non "le sa tutte", non sta mostrando il suo spirito di contraddizione... E' semplicemente terrorizzato. Perché, per la madre, c'è sempre una porta, un conforto, una speranza. Tu, mamma, sei preoccupata perché il tuo bambino non mangia, angustiata per la paura che si ammali, oppressa da familiari e amici che ti fissano e affermano "questo bambino dovrebbe mangiare di più", come a volerti accusare di trascurare tuo figlio. Ti senti rifiutata da un figlio che, incomprensibilmente, non accetta quello che tu gli offri con tanto amore; ti senti colpevole e pensi di fargli del male quando vedi tuo figlio piangere... Ma sei sicuramente anche una persona adulta, che possiede tutte le risorse derivate dall'intelligenza, dall'educazione e dall'esperienza. Una donna che può contare sull'amore e sull'appoggio dei suoi familiari e degli amici i quali, probabilmente, sono dalla sua parte in questo conflitto. Sei una mamma che sa che crescere un figlio, sebbene sia temporaneamente il centro del tuo mondo, non è il tuo unico mondo. Hai una storia e un futuro, delle inclinazioni, forse una professione. Hai, più o meno consapevolmente, un'idea che ti spiega ciò che sta succedendo; sai perché obblighi tuo figlio a mangiare (sebbene forse non sappia perché lui non mangia) e, nei momenti di più profonda disperazione, non smetti di ripeterti che tutto questo è per il bene del bambino. Hai, inoltre, un'esperienza: sai che i bambini più grandi mangiano da soli e che questa tappa durerà solo qualche anno.

E tuo figlio? Quale passato, quale futuro, quale educazione, quali amicizie, quali spiegazioni razionali, quali speranze ha? Tuo figlio ha soltanto te.

Per un bambino, la madre è tutto. E' la sicurezza, l'amore, il calore, il cibo. Nelle sue braccia è felice; quando lei si allontana piange disperato. Davanti a qualunque necessità, a qualunque difficoltà, può soltanto piangere; sua madre accorre subito e sistema tutto.

Nonostante ciò, da un po' di tempo qualcosa non funziona. Piange perché ha mangiato troppo, ma sua madre, invece di capirlo come sempre, cerca di obbligarlo a mangiare ancora di più. E le cose si mettono ogni volta peggio: la gentile insistenza dell'inizio, dopo poco tempo lascia il posto a grida, pianti e minacce. Il bambino non può capire il perché. Lui non sa se ha mangiato più o meno di ciò che dice il libro, o di ciò che dice il pediatra, o di ciò che mangia il figlio della vicina. Lui non ha mai sentito parlare di calcio, né di ferro, e neppure di vitamine. Non può capire che voi state facendo tutto questo per il suo bene. Sa solo che gli fa male la pancia per la quantità di cibo che ha mangiato e, nonostante ciò, vogliono che mangi ancora. Per lui questo comportamento della madre è assolutamente incomprensibile come lo sarebbe se lo picchiasse o lo lasciasse nudo a trascorre la notte sul balcone.

Molti bambini passano ore, a volte sei ore al giorno, "mangiando" o, più correttamente, litigando con la propria madre davanti a un piatto di cibo. E il bambino continua a non sapere perché. Non sa quanto durerà (cioè crede che durerà eternamente). Nessuno gli dà ragione, nessuno lo incoraggia. La persona che più ama al mondo, l'unica persona di cui può fidarsi, sembra essersi rivoltata contro di lui. Il suo mondo intero frana.

Basi teoriche

Molti libri e articoli di riviste hanno trattato il tema dell'inappetenza dei bambini. Danno consigli anche una moltitudine di familiari, amiche e vicine. Le loro opinioni non sempre coincidono e, a volte, sono diametralmente opposte. Queste differenze nascono, solitamente, dalla risposta (non sempre esplicita) che l'interlocutore dà a due domande fondamentali:

1. Il bambino mangia a sufficienza o dovrebbe mangiare di più?
2. Il bambino è vittima o colpevole della situazione?

Coloro che sostengono che i "bambini che non mangiano" dovrebbero mangiare di più, credono che il fatto che il bambino mangi "poco" dipenda da diverse cause e propongono, pertanto, distinte soluzioni:

1. La *disciplina*. In realtà la colpa è dei genitori che hanno "viziato" il proprio figlio cedendo ai suoi capricci e permettendo che abbia sempre la meglio.
2. Il *marketing*. Il bambino non mangia perché non si è stati capaci di "vendere" il prodotto. Bisogna dargli da mangiare in un ambiente tranquillo e rilassato, in piatti decorati con motivi infantili…
3. La *cucina creativa*. Il bambino si annoia per la monotonia della dieta. Bisogna variare sapori e consistenza e preparare

piatti attraenti: scolpire un topo di riso bollito con orecchie di prosciutto o decorare con peperoni e olive una faccia di pagliaccio fatta con del purè di patate.

4. La *fisioterapia*. Bisogna praticare dei massaggi sulle guance del bambino, ogni giorno dalla nascita, per "stimolare e rinforzare" i muscoli della masticazione.

5. Il *laissez-faire*. Il bambino non mangia perché deve affermare il suo spirito di opposizione nei confronti di chi lo obbliga. Bisogna smettere di costringerlo e allora mangerà di più.

Non sono d'accordo con nessuna di queste teorie. La teoria esposta in questo libro sembra molto simile a quella che ho denominato *laissez-faire*; c'è però una differenza fondamentale: non credo che il bambino mangerà di più smettendo di obbligarlo, perché non credo che abbia bisogno di una maggiore quantità di cibo. E' certo che a volte capita che mangi un po' di più e, di fatto, ho osservato alcuni bambini che sono cresciuti repentinamente di peso quando si è smesso di forzarli a mangiare. Ma l'aumento è stato di appena 100 o 200 grammi e l'effetto è durato solo qualche giorno. Questo non mi stupisce affatto: sono infatti convinto che neppure il desiderio naturale di opporsi all'oppressione può spingere un bambino a mangiare meno di ciò di cui ha bisogno; al massimo, avrà alcuni bocconi di "fame arretrata" che recupererà rapidamente.

L'idea di non costringere il bambino a mangiare, che costituisce il punto centrale di questo libro, non si deve dunque considerare come un "metodo per sviluppare l'appetito", ma come la manifestazione del nostro amore e del rispetto per nostro figlio. Smettendo di costringerlo, continuerà a mangiare la stessa quantità di sempre, ma senza le sofferenze e le liti che fino a quel momento hanno accompagnato l'ora del pasto.

Riguardo alla seconda domanda, molti autori considerano che il bambino che "non mangia" afferma il suo carattere, prova i limiti, ottiene un beneficio o manipola i suoi genitori. Non sono per niente d'accordo; credo invece che il bambino sia la principale vittima di una situazione che non ha cercato. Si veda, per esempio, la seguente descrizione di Brenneman (1932), che il prestigioso pediatra inglese Illingworth riporta testualmente nel suo libro *Il bambino normale* (1991)[1]:

> In numerosissime famiglie ha luogo una battaglia quotidiana. Da una parte, l'esercito avanza lusingando, scherzando, esortando, facendo moine, ingannando, raggirando, supplicando, svergognando, rimproverando, brontolando, minacciando, corrompendo, castigando, segnalando e dimostrando la bontà del cibo, piangendo o facendo finta di piangere, facendo lo stupido, cantando una canzone, raccontando una storia, mostrando un libro di disegni, accendendo la radio, suonando il tamburo ogni volta che il cibo entra nella bocca, nella speranza che continui a scendere invece di risalire, facendo anche ballare una tarantella alla nonna (tutti procedimenti frequenti nelle vita reale e osservati giornalmente).

Fin qui completamente d'accordo. Io continuerei più o meno dicendo: "Dall'altra parte, il povero bambino si difende come meglio può, serrando le labbra, raccogliendo tutto in bocca senza inghiottire o vomitando". Brenneman però la vede in maniera totalmente diversa:

> Dall'altra parte un piccolo tiranno difende la fortezza, negandosi alla resa o patteggiandola alle sue condizioni. Due delle sue armi di difesa più poderose sono il vomito e la perdita di tempo.

Perché un tiranno? Il bambino è sempre quello che soffre di più in questo conflitto. Per caso qualche bambino, invece della verdura e della carne, riesce a ottenere uno yogurt alla fragola? I bambini possiedono mille modi molto più comodi e gradevoli per ottenere uno yogurt alla fragola. Tu credi veramente che

litigare per più di un'ora con la propria madre, sputare, piangere, gridare e vomitare siano solo una "commedia" per ottenere
uno yogurt alla fragola?

Prima parte
Le cause

Capitolo I
Come comincia tutto

A che serve mangiare?

Magari Dio ci avesse fatti in modo da non aver bisogno di mangiare! Mia madre lo dice sempre e, se mi metto a pensare all'eterno dilemma della madre di famiglia, "cosa preparo oggi da mangiare?", non posso che darle ragione.

E' una scocciatura, è vero. Ma siamo fatti così: abbiamo bisogno di mangiare. Voi, qualche volta, vi siete chiesti perché?

Senza addentrarci in complessità filosofiche, potremmo dire che mangiare ha tre funzioni principali: mangiamo per mantenerci in vita, per crescere (o ingrassare) e per muoverci.

• Per *mantenerci in vita*. Il nostro corpo ha bisogno di una grande quantità di cibo, semplicemente per continuare a funzionare. Anche se dormissimo 24 ore al giorno, anche se il nostro periodo di crescita fosse terminato, continueremmo ad aver bisogno di mangiare.

• Per *crescere o ingrassare*. I nostri muscoli e le nostre ossa, il nostro sangue e il nostro grasso, persino i nostri capelli e le nostre unghie si formano a partire da ciò che mangiamo.

• Per *muoverci, lavorare, giocare...* Abbiamo bisogno di energia per muoverci. Tutti sanno che gli sportivi o i minatori hanno bisogno di mangiare di più rispetto agli impiegati e che l'esercizio fa venire appetito.

Quanto deve mangiare un bambino

Perché i bambini mangiano?

• Per *mantenersi in vita*. La quantità di cibo di cui ha bisogno un animale, senza considerare il suo lavoro e la sua crescita, dipende principalmente dalle sue dimensioni. Un elefante mangia più di una mucca, e una mucca più di una pecora. Se hai deciso di comprare un cane, fai attenzione a scegliere la razza: un pastore tedesco mangia molto più di un barboncino.

Se i bambini non stessero crescendo, avrebbero bisogno di molto meno cibo rispetto a un adulto, perché sono molto più piccoli.

• Per *muoversi*. I bambini piccoli si muovono molto, ed è frequente sentir dire frasi del tipo "non so da dove prenda tanta energia con quel poco che mangia" o "è normale che non ingrassi se tutto quello che mangia lo brucia".

Però, analizzando i fatti a freddo, ci accorgiamo che molti bambini non si muovono poi così tanto. I neonati si muovono poco e i bambini di un anno camminano poco e lentamente. Vanno da tutte le parti in braccio o nel passeggino. Non realizzano veri e propri lavori, né sollevano pesi (nemmeno il loro stesso peso; un adulto consuma molta più energia di un bambino per percorrere la stessa distanza, e questo perché non è la stessa cosa trasportare 10 kg o 60). "Al solo guardarli ti stanchi", è vero; però difficilmente un bimbo piccolo consuma più energia con i suoi giochi di una casalinga che va al mercato.

• Per *crescere*. Quanto più rapidamente cresce un bambino, tanto più avrà bisogno di mangiare. Però i bambini non crescono sempre alla stessa velocità.

Qual è il periodo in cui una persona cresce più rapidamente? Prima di nascere. In soli nove mesi un'unica cellula, che pesa molto meno di un grammo, si trasforma in un bel bambino di 3 kg. Fortunatamente, durante questo periodo non c'è bisogno di dargli da mangiare, visto che tutto il necessario gli arriva in maniera automatica, attraverso la placenta, "direttamente in vena".

Dopo la nascita, molti diranno che il periodo di crescita più rapida è l'adolescenza, il famoso "slancio". Ma non è così.

Durante l'adolescenza, la crescita è in genere meno di 10 cm e meno di 10 kg all'anno. Durante il primo anno, un neonato cresce 20 cm e aumenta 6 o 7 kg (cioè triplica, o quasi, il suo peso. Non tornerà a triplicarlo fino a dieci anni). Lasciando da parte la vita intrauterina, una persona non tornerà mai più a crescere così rapidamente come durante il primo anno. (Tutte queste cifre sono termini medi arrotondati; ogni bambino è diverso. Che nessuno si spaventi, quindi, se il proprio figlio si allontana di qualche chilo o di qualche centimetro da questi valori.)

Si calcola che nei primi 4 mesi i bambini dedichino alla loro crescita il 27% di ciò che mangiano[2]. Fra i 6 e i 12 mesi, consumano per crescere solo il 5% del cibo ingerito e nel secondo anno appena il 3%. Questa rapida crescita è il motivo per cui i bambini mangiano tanto. Per le piccole dimensioni e lo scarso movimento che fanno, basterebbe loro molto meno cibo.

Ma i bambini davvero mangiano tanto? Se non ci credi, possiamo fare un piccolo gioco. Supponiamo che un bambino non stia crescendo e che abbia bisogno soltanto di una quantità di cibo proporzionata alla sua dimensione. Vuol dire che un bambino di 30 kg deve mangiare il doppio di uno di 15 kg e la metà di quello che mangia un adulto di 60 kg (ovviamente la proporzione non è esatta; non me ne abbiano i nutrizionisti. In realtà gli animali piccoli mangiano, in proporzione, più di quelli grandi. Voglio solo tentare di dare un'idea grafica della relazione fra dimensione e appetito).

Secondo questa proporzione, se un bambino di 5 kg beve circa tre quarti di litro di latte al giorno, una donna di 50 o 60 kg dovrebbe berne 10 o 12 volte di più, cioè, da sette e mezzo a nove litri di latte. Saresti in grado di mandare giù tutto questo latte? Certamente no. Per la sua dimensione, tuo figlio mangia molto più di te. Enormemente di più. E questa differenza si deve, in buona misura, al fatto che sta crescendo, mentre tu no.

Mangiare per vivere o vivere per mangiare?

Uno dei più grandi miti sulla nutrizione è quello secondo cui "devi mangiare per diventare grande". Cioè, molta gente crede che la crescita sia conseguenza dell'alimentazione. Non è così. Solo nel caso di reale denutrizione la crescita arriva a essere compromessa. Se compri un barboncino, potrai mantenerlo con pochi soldi, mentre se comprai un pastore tedesco spenderai un capitale in mangime per cani. Credi che, dando al tuo barboncino molto cibo, questo si trasformerà in un pastore tedesco?

In realtà, non cresciamo perché abbiamo mangiato, ma mangiamo perché stiamo crescendo. Le dimensioni e la corporatura di un pastore tedesco e di un barboncino sono fermamente ancorate ai loro geni; ogni animale si trova obbligato a mangiare la quantità di alimento (né più, né meno) necessaria a fargli raggiungere le sue dimensioni normali. Lo stesso succede con gli esseri umani: colui che diventerà un adulto alto e corpulento mangerà sempre di più di colui che sarà basso e magro.

Il bambino da 1 a 6 anni, che cresce lentamente, mangia meno di quello di 6 mesi o di 12 anni che attraversa un periodo di crescita rapida. Per quanto cibo gli si dia è impossibile, assolutamente impossibile, fare in modo che un bambino di 2 anni cresca tanto rapidamente quanto uno di 6 mesi o quanto uno di 15 anni. Al contrario, è possibile, facendo patire la fame a un bambino, riuscire a farlo crescere un po' meno, ma l'effetto sarà minimo, a meno che il bambino non sia vittima di una vera denutrizione. Sappiamo, per esempio, che la taglia delle reclute è andata aumentando negli ultimi decenni, cosa che in parte si deve al cambio di alimentazione; ma la differenza fra quelli che sono cresciuti in tempo di guerra e di fame e quelli che hanno goduto dei considerevoli vantaggi degli anni Settanta è di appena qualche centimetro.

La taglia finale che raggiunge un individuo adulto dipende principalmente dai suoi geni e solo in parte dalla sua alimentazione. I genitori alti tendono ad avere figli alti. Ma la velocità di crescita in un determinato periodo dipende, principalmente, dall'età, e solo un po' dai geni. Una bambina di 13 anni, per bassa che sia la sua famiglia, crescerà più in fretta di una di 3 anni. E avrà più fame.

Perché non vogliono mangiare le verdure

> Non riesco a far mangiare la verdura a mia figlia che ha 7 mesi.

Non mi stupisce. Mio padre, di 83 anni, non ha mai mangiato verdura cucinata durante tutta la sua vita (eccetto la salsa di pomodoro, ammesso che questa possa considerarsi una verdura). Eppure a volte mangia un po' di insalata. Prima di sposarsi, quando a causa del suo lavoro passava lunghi periodi in albergo, raccontava sempre alla cuoca di turno che aveva un'ulcera allo stomaco e il medico gli aveva proibito la verdura. Per quanto la dieta risultasse inverosimile, generalmente riusciva a farsi preparare una frittata alla francese speciale per il "malato". Come conseguenza di questa particolare avversione, a casa mia non si mangiava mai verdura perché mia madre nemmeno la comprava.

Quando mi sono documentato per scrivere questo libro, dal momento che mio padre è la persona che più profondamente detesta la verdura fra tutte quelle che conosco, chiesi proprio a lui il motivo di tale avversione. La sua risposta fu la seguente:

> Perché mi vollero obbligare. Mia madre metteva in tavola la verdura, e più io dicevo che non mi piaceva, più lei mi costringeva a mangiarla, finché me ne andavo a letto in castigo senza cena.

Aggiunse che neppure durante la guerra riuscirono a fargli mangiare la verdura del rancio, e che una volta passò tre giorni senza mangiare perché c'era solo verdura.

All'inizio del '900 (si veda l'appendice "Un po' di storia"), le verdure e la frutta si introducevano molto tardi nella dieta dei bambini, a due o a tre anni e con grandi precauzioni. I bambini stavano benissimo senza mangiarle, perché prendevano ancora il latte materno che aveva tutte le vitamine necessarie. Quando prese piede l'allattamento artificiale, e ai bambini cominciarono a mancare le vitamine (visto che i fabbricanti di latte artificiale ci misero decenni per aggiungere a questo latte tutte le vitamine necessarie), fu necessario anticipare l'introduzione di frutta e verdura. Però c'era un problema: la loro bassa concentrazione calorica.

I bambini piccoli hanno lo stomaco ancora più piccolo. Hanno bisogno di cibo concentrato, con molte calorie in poco volume. Questa è una delle cause della denutrizione infantile. In molti Paesi i bambini sono denutriti mentre gli adulti non lo sono. Sarebbe un errore credere che gli adulti mangino tutto senza lasciare niente ai bambini; i genitori (e soprattutto le madri, per cui anche in questo si nota la differenza), qui e in capo al mondo, accudiscono molto bene i propri figli. Le madri rinunciano volentieri al proprio cibo per darlo ai figli. Il problema è che molte volte l'unico cibo disponibile consiste solo in verdure e tuberi con molte fibre e poche calorie. Gli adulti possono mangiare tutto ciò di cui hanno bisogno perché il loro stomaco è sufficientemente grande e, mangiandone in quantità sufficiente, qualsiasi alimento fa ingrassare. I bambini piccoli, per quanto ci tentino, non possono mangiare la quantità di verdure necessaria, perché non entra loro nello stomaco.

Il latte materno ha 70 kcal (chilocalorie, anche se molti le chiamano semplicemente "calorie") per 100 gr; il riso bollito 126 kcal, i ceci cucinati 150 kcal, il pollo 186 kcal, la banana 91 kcal... ma la mela ha 52 kcal per 100 gr, l'arancia 45, la carota cotta 27, il cavolo cotto 15, gli spinaci cotti 20, i fagiolini 15, la lattuga cruda 17 kcal/100 gr. E questo considerando che gli alimenti siano ben sgocciolati; la zuppa o il passato con l'acqua di cottura contengono ancora meno "sostanza".

Pochi anni fa, un ricercatore[3] ebbe la curiosità di analizzare le pappe di verdure con carne preparate da varie madri madrilene per i propri figli; la concentrazione calorica media era di 50 kcal per 100 gr. Venne calcolata la media, perché alcune pappe contenevano appena 30 kcal per 100 gr. E, per fortuna, c'era la carne; prova a immaginare se fosse stata solo verdura. Ti stupisce ancora che tuo figlio preferisca il seno alla pappa? Credi ancora alle persone che ti dicono "questo bambino deve mangiare più pappe perché con il tuo latte non crescerà"?

Se li si lascia tranquilli, i bambini piccoli non sono soliti avere una ripugnanza totale verso le verdure. Non è un problema di sapore; è qualcos'altro. I bambini solitamente accettano bene una piccola quantità di verdure che sono ricche in vari minerali e vitamine importanti. Ma la loro dose normale è in genere di appena qualche cucchiaiata. Spinto dalla convinzione che le verdure siano un cibo molto "sano", capita che qualcuno pretenda che il proprio figlio ne mangi un piatto intero. E, offesa sopra offesa, vorrebbe dare questo piatto di verdure al posto del proprio latte o del biberon, che avevano il triplo di calorie o anche di più. "Mi vogliono far morire di fame", pensa il bambino, che non riesce ad uscire dal suo stupore e, naturalmente, si rifiuta di accettare quella specie di acqua insipida. Inizia il litigio, e il bambino può cominciare a odiare a tal punto la frutta e la verdura che dopo, quando sarà cresciuto, non le vorrà più.

Molti smettono di mangiare a un anno

Come abbiamo visto i bambini mangiano, in relazione alla loro dimensione, molto più che gli adulti. Questo significa che, nel corso della loro crescita, prima o poi dovranno cominciare a mangiar meno. Per la sorpresa e il terrore di molte madri questo avviene molto prima del previsto. I bambini sono soliti "smettere di mangiare" approssimativamente al compimento dell'anno. Alcuni smettono di mangiare già a 9 mesi; altri "resistono" fino a un anno e mezzo o a 2 anni. Pochi non smettono mai di mangiare, mentre altri "non hanno mai mangiato da quando sono nati".

Il motivo di questo cambiamento intorno all'anno è la diminuzione della velocità di crescita, di cui abbiamo già parlato. Durante il primo anno, i bambini crescono più rapidamente che in nessun altro periodo della loro vita extrauterina. Durante il secondo anno, invece, la crescita è molto più lenta: circa 9 cm, e un paio di chili. Così risulta che, dei tre principali capitoli di spesa energetica, l'energia necessaria per muoversi aumenta perché il bambino si muove di più; quella necessaria per mantenersi in vita anche, perché il bambino è più grande; ma l'energia necessaria per crescere diminuisce in maniera impressionante, e il risultato è che il bambino ha bisogno di mangiare circa la stessa quantità di cibo o anche meno. Secondo i calcoli degli esperti, i bambini di un anno e mezzo mangiano poco (pochissimo) in più rispetto a quelli di 9 mesi; ma questa non è altro che la media e molti bambini di un anno e mezzo mangiano, di fatto, meno che a 9 mesi. I genitori, non informati di questo cambiamento, fanno un ragionamento apparentemente logico: "Se a un anno mangia tanto, a due mangerà il doppio". Risultato: la madre cerca di dare il doppio di cibo a un bambino che, invece, ne ha bisogno la metà o meno. Il conflitto è inevitabile e violento.

Fino a quando i bambini continueranno a non mangiare? La situazione solitamente è transitoria. Consigliate da nonne, vicine e pediatri, le madri confidano sul fatto che loro figlio "cambierà". Infatti, molti bambini verso i 5 o i 7 anni, all'aumentare delle loro dimensioni corporee, cominciano a mangiare qualcosa in più rispetto a prima. Però non sempre questo piccolo aumento è sufficiente a colmare le aspirazioni delle loro famiglie. Da un lato, la quantità di cibo di cui ogni persona ha bisogno è molto variabile, e alcuni bambini mangiano molto di più o molto di meno dei loro compagni della stessa età e delle stesse dimensioni. Dall'altro, le aspettative dei genitori possono essere anch'esse molto diverse: ad alcune madri basterebbe che il proprio figlio finisse il piatto di pasta, altre sperano che dopo la pasta mangi anche una bistecca con patate, una banana e uno yogurt. Per un motivo o per un altro, molti bambini continuano a "non mangiare" fino all'inizio dell'adolescenza. In quel periodo, quando la crescita lenta degli anni precedenti si trasforma nello "slancio", i ragazzi avvertono un appetito insaziabile e, fra lo stupore e l'allegria delle loro madri, svuotano il frigorifero mettendo tutto ciò che trovano dentro un panino.

Una madre, Cristina, ricorda chiaramente il momento in cui suo figlio, a 15 mesi, smise di mangiare:

> Mio figlio di 16 mesi ha sempre mangiato bene: purè di verdura con pollo, pesce o uovo, frutta, riso, spaghetti... quello che non ha mai accettato con entusiasmo sono le pappe di cereali. Cerca anche di mangiare da solo e lo lasciamo fare (anche se così mangia meno).
>
> Il problema è che da un mese a questa parte non vuole mangiare! Non rifiuta solo qualche alimento in modo che io possa dargli altro, ma mangia solo due o tre cucchiaiate di ciò che ha nel piatto e poi non vuole più nulla.
>
> Abbiamo provato di tutto: con i legumi, con cibi non troppo passati, a distrarlo con qualcosa (anche i nonni ci tentano portandolo a mangiare fuori in terrazza).

Vale la pena prestare attenzione ad alcuni commenti che fa Cristina, come quando dice di sfuggita che suo figlio "cerca" di mangiare da solo, "però così mangia meno". Attorno all'anno i bambini sono soliti passare una fase nella quale vogliono mangiare da soli e si divertono molto facendolo. Chiaramente mangiano meno, impiegano più tempo e si sporcano. Se la madre è disposta ad accettare questi piccoli inconvenienti, probabilmente suo figlio continuerà a mangiare da solo per il resto della sua vita. Se, per rapidità e comodità, (e soprattutto perché mangi di più) la madre opta per dare lei da mangiare al figlio, è probabile che fra un paio di anni rimpianga la sua decisione. Infatti, i bambini di due o tre anni generalmente non mostrano lo stesso spontaneo desiderio di mangiare da soli, tipico invece di quelli di un anno.

Altri non hanno mai mangiato in vita loro

Alcuni casi di "inappetenza" cominciano abbastanza presto, nei primi mesi o settimane. Tutti gli esseri umani sono diversi, e alcuni bambini hanno bisogno di molto meno cibo di altri. Altre volte, il bambino sta mangiando la stessa quantità degli altri, però sua madre non lo sa. Vediamo una storia tipica:

> I problemi cominciarono in clinica. Ogni volta che cercavo di farlo attaccare al seno si metteva a piangere; dopo aver insistito molto il bambino si rannicchiava un attimo e lasciava il seno, e così ogni due o tre ore. A casa la situazione peggiorò; il bambino piangeva tutto il giorno, io cercavo tutto il giorno di avvicinargli il seno alla bocca, ma sembrava come se il bambino non sapesse ciucciare. Anche mio figlio maggiore piangeva perché avevo pochissimo tempo per lui. Alla fine dopo venti giorni non ce l'ho fatta più e ho cominciato a dargli il biberon. Inizialmente sembrava che la cosa migliorasse, ma adesso dargli da mangiare è qualcosa di esasperante: perché prenda 100 o 120 ml impiego un'ora o più, e ci sono alcune volte in cui non beve nemmeno 70 ml. L'unico momento in cui mangia bene è dopo il bagno quando, con un po' di pazienza, beve 180 ml, e in totale ogni giorno prende fra 600 e 700 ml. In relazione al peso, prende poco; molte settimane prende meno di 100 gr. Adesso, a 3

mesi, pesa 5,800 kg.

Il figlio di Angela ha un peso del tutto normale; la media a 3 mesi è di 5,980 kg. Quello che mangia (700 ml di latte sono 490 kcal) è anche normale, anche se probabilmente è meno di quello che le hanno raccomandato. Molti libri raccomandano a questa età da 105 a 110 kcal per kg (circa 900 ml di latte al giorno per il nostro protagonista); ma la quantità media reale ingerita è di 95 kcal/kg (780 ml di latte), e per il percentile 5 è di 80 kcal/kg (660 ml di latte). Dei 380 bambini maschi sani che studiò Fomon[2], il 5 % mangiava ancora meno di 660 ml.

Quelli che sono "giusti di peso"

In altri casi il problema non comincia con gli allattamenti "troppo corti", ma con il peso "troppo basso". Nel mondo c'è gente di tutte le taglie e una mattina qualsiasi, mentre andiamo a comprare il pane, incroceremo persone che pesano 50 kg e altre che ne pesano 100. Credi veramente che queste persone pesassero alla stessa maniera quando avevano 3 mesi? Perché risulta così difficile accettare le differenze nel peso dei figli?

> Ho una bimba di 3 mesi, le do il mio latte. Fino ad oggi è aumentata regolarmente di peso, 200 o 250 gr la settimana. Due settimane fa l'ho portata dalla pediatra e la bambina aveva preso solo 80 gr, pesava 5,82 kg. E' nata di quasi 3,2 kg. La pediatra mi ha raccomandato quindi una "aggiunta", ma quando le do il biberon lo rifiuta. Ho cambiato marca di latte e continua a rifiutarlo. Ho comprato anche altre tettarelle, ma lei non vuole il ciuccio e continua a non prenderlo, si mette a piangere e passa fino a quattro o cinque ore senza prendere nemmeno il mio latte. Ho provato

a mettere nel latte un po' di pappa e darglielo con
il cucchiaino, ma non lo vuole nemmeno così. Vuole
solo il seno. Ma non può continuare così, ho paura
che la salute di mia figlia sia in pericolo perché
quasi non aumenta di peso e la pediatra mi dice
che sta sotto la linea.

Sotto quale linea? Secondo le tavole nordamericane, il peso di
questa bambina è sopra la media. E' aumentata di 2,620 kg in
tre mesi, più di 850 gr al mese. L'unica linea che si è sorpassa-
ta, qui, è la linea della pazienza della madre. Quante ore di
angustia, quanti viaggi in farmacia per comprare nuovi biberon
e nuovo latte, solo perché qualcuno si è sbagliato di linea?
Quanti biberon deve rifiutare un bambino per dimostrare che
non li vuole?
Questo caso mostra due problemi fondamentali: da un lato,
l'interpretazione in generale dei grafici di peso; dall'altro, il
ritmo di crescita dei bambini allattati al seno.

Cos'è e a che cosa serve un grafico delle curve di crescita

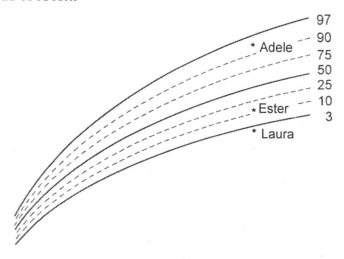

Questo è un grafico delle curve di crescita. Completamente inventato, non cercare fra queste linee i tuoi figli! Lo abbiamo messo semplicemente per spiegare cosa significano le linee. Esistono molti grafici differenti: quelli americani (che l'OMS raccomanda perché vengano usati in tutto il mondo) e quelli di altri Paesi che hanno voluto avere grafici propri per non essere da meno: francesi, britannici, spagnoli... Ovviamente, non coincidono gli uni con gli altri, e se qualche pediatra o infermiera sta leggendo il libro, potrà passare appassionanti pomeriggi domenicali confrontandoli tra loro.

I numeri che ci sono a destra si chiamano "percentili". Il percentile 75 significa che su 100 bambini sani 75 staranno sotto questa linea e 25 sopra. In alcuni grafici le linee degli estremi non sono il 97 e il 3 ma il 95 ed il 5.

Altri grafici, invece dei percentili, usano la media e le deviazioni standard. Queste tavole hanno, dal basso all'alto, cinque linee che corrispondono a -2, -1, la media, +1 e +2 deviazioni standard. Noi pediatri parliamo di queste linee con molta confidenza, come se fossero di famiglia, e diciamo cose del genere "la lunghezza è sulla meno uno ma il peso è sulla meno due". A titolo orientativo, sotto la "meno uno" vengono collocati circa il 16% dei bambini sani; e sotto la "meno due" qualcosa in più del 2%.

Abbiamo messo nel nostro grafico il peso di tre bambine immaginarie della stessa età. Adele ha un peso normale, ma ci sarà appena un 6% di bambine della sua età che peseranno più di lei. Ester, sebbene pesi un chilo e mezzo meno di Adele, ha, anche lei, un peso assolutamente normale, ma circa l'85% delle bambine della sua età pesano più di lei. Non si può dire per nessun motivo che Ester vada "male", sia "scarsa" o "giusta" di peso. E' un errore molto frequente pretendere che i bambini stiano al di sopra della media; la metà dei bambini, per definizione, sta proprio sotto il percentile 50.

E Laura? Sta sotto l'ultima linea, e molte volte questo viene interpretato come se la bambina "sia sottopeso". Però occhio, l'ultima linea è il percentile 3: il 3% dei bambini sani stanno al di sotto di essa. Questa linea non è un limite che separa i sani dai malati, ma è un avviso che dice al pediatra "attenzione, osserva Laura accuratamente perché probabilmente non ha nulla, ma potrebbe anche darsi che sia malata". Come farà il pediatra a distinguere questo 3% di bambini sani che stanno al di sotto della linea da quelli che sono sottopeso per qualche problema di salute? Ha studiato proprio per riuscire a fare questo.

Abbiamo insistito varie volte sul fatto che il 25% dei bambini *sani* sta sotto il percentile 25. I grafici, infatti, si costruiscono pesando varie centinaia o migliaia di bambini sani. Naturalmente, se un bambino nasce prematuro, o ha la sindrome di Down, o una malformazione grave al cuore, o viene ricoverato per alcune settimane per una tremenda diarrea, il suo peso non viene usato per calcolare la media dei grafici di peso normale. E, per lo stesso motivo, se tuo figlio ha avuto qualcuno di questi problemi o qualcosa di simile, il suo peso probabilmente non seguirà le curve normali. Il fatto che un bambino con una malattia cronica (o che ha avuto recentemente una malattia acuta importante) sia "sottopeso" non è la conseguenza del non aver mangiato, ma della sua malattia. Forzarlo a mangiare non aiuterebbe a curare la sua malattia; riuscirebbe solo a farlo soffrire e vomitare.

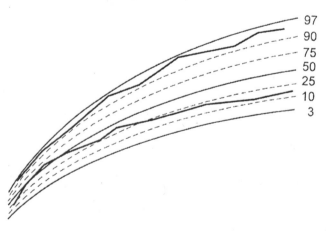

In quest'altro grafico immaginario abbiamo annotato il peso
di altre due bambine immaginarie. Quella di sopra è Federica;
il suo peso, come potete vedere, si mantiene sempre fra il percentile 90 e il 97. Alcuni dicono che "sta seguendo il suo sentiero".

La linea inferiore indica il peso di Marta. Notiamo che in alcuni
momenti arriva a trovarsi al di sopra del percentile 50 ma, più
in là, si avvicina al percentile 10. Cosa succede a Marta?
Probabilmente niente. Certamente, se il dislivello della curva
fosse molto rapido o molto pronunziato, il suo pediatra farebbe
bene a controllarla con attenzione per assicurarsi che non abbia
nessun problema. Ma la cosa più probabile è che non trovi
assolutamente niente. Semplicemente, le curve di crescita non
sono "sentieri" ma rappresentazioni matematiche di funzioni
statistiche complesse. Le linee dei percentili non corrispondono
al peso di nessun bambino reale e non c'è motivo per cui il
peso dei bambini reali debba corrispondere a qualcuna di queste linee. Tutto ciò si capirà meglio nel grafico che segue.

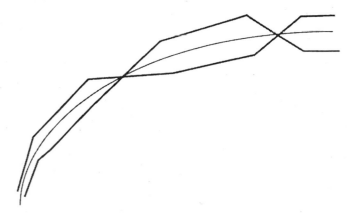

Con il proposito di costruirci un piccolo spazio nella storia
della pediatria, invece di copiare i grafici americani o spagnoli,
abbiamo voluto farci i nostri propri grafici (i primi virtuali, in
cui abbiamo pesato solo bambini immaginari). Abbiamo

cominciato pesando due bambine nel corso del primo anno di
vita e abbiamo ottenuto le due linee grosse. Abbiamo calcolato
la media fra queste due bambine, e abbiamo ottenuto la linea
più sottile che sta nel mezzo. Una delle due bambine inizialmente era sopra la media e poi è scesa; l'altra era sotto e poi è
salita. Nessuna delle due coincide con la media. Possiamo
affermare che le due bambine hanno problemi di nutrizione
perché non "seguono il loro sentiero"? Certamente no. E' la
media quella che non segue il "sentiero" delle due bambine.
Naturalmente, i grafici veri non sono stati calcolati pesando due
bambine ma varie centinaia. Riesci a immaginarti come si com-
plica la cosa?

La crescita dei bambini allattati al seno

L'evoluzione del peso di Marta, che abbiamo visto nella figura
di pagina 46, è abbastanza tipica dei bambini che prendono il
latte della madre. I grafici di peso abitualmente usati sono stati
fatti un po' di anni fa, quando molti bambini prendevano il
biberon e quelli allattati al seno lo erano solo per qualche settimana. Oggi giorno, quando è sempre più frequente l'allattamento al seno per mesi, si osserva che i bambini non seguono
quei grafici. Diversi studi[4,5] negli Stati Uniti, in Canada e in
Europa hanno dimostrato che i bambini allattati al seno sono
soliti crescere "molto", rispetto ai vecchi grafici, durante il
primo mese, ma successivamente scendono di percentile; verso
i 6 mesi hanno perduto tutto il vantaggio che avevano accumu-
lato durante il primo mese e, successivamente, mantengono
fino all'anno un peso "basso" confrontato con i vecchi grafici.
L'OMS e l'UNICEF stanno preparando nuovi grafici di peso,
costruiti pesando bambini allattati al seno; tali grafici, che si
calcola saranno pronti fra breve, sostituiranno i vecchi. Non si
tratta di fare grafici di peso per i bambini allattati al seno e altri
differenti per bambini che prendono il biberon; si useranno gli
stessi grafici per tutti[6]. Nel frattempo, molte madri continueran-

no a prendersi un grande spavento quando i pediatri, a 2 o 3 mesi, diranno che i loro figli "stanno scendendo", o a 8 o 9 mesi, che sono "sottopeso". Non è così, i loro figli stanno benissimo.

Perché la crescita dei bambini allattati al seno non coincide con quella dei bambini allattati al biberon? Non si sa ancora molto bene ma, in ogni caso, non è per qualche carenza alimentare. Durante il primo mese, quando si nutrono solo di latte, i bambini allattati al seno pesano lo stesso o di più di quelli allattati al biberon. Fra i 6 e i 12 mesi, quando comincia lo svezzamento, confrontandoli nuovamente, i bambini allattati al seno pesano un poco meno. Se fosse vero che "il seno non dà loro più nutrimento" (cosa che è una solenne stupidaggine, perché il latte materno alimenta sempre più del biberon, e anche di più delle pappe), allora il bambino resterebbe affamato e mangerebbe più pappa e potrebbe aumentare quanto i bambini che prendono il biberon. Ma non vogliono altra pappa. La differenza è più profonda; in qualche modo l'allattamento artificiale produce un ritmo di crescita che non coincide con quello dei bambini allattati al seno; non sappiamo quali possano essere le conseguenze di questa crescita eccessiva.

Non tutti i bambini crescono allo stesso ritmo

Ho una bambina di 8 mesi e da quattro non aumenta di peso. Il suo peso è stato per quattro mesi di 7,45 kg, e la sua altezza è aumentata poco a poco fino a raggiungere i 71 cm. Il pediatra mi ha detto che se non aumenta di peso durante questo mese bisognerà farle delle analisi del sangue per vedere se ha carenza di qualcosa; se tutto va bene significa che la bambina è solo inappetente e nient'altro...

Mangia molto poco. Inoltre, rifiuta di essere imboccata con il cucchiaio e, quando l'ho costretta,

> ha vomitato tutto. Continuo dandole tutto con il
> biberon: frutta, puree e pappe di cereali.

Certamente, non è "normale" (nel senso di "frequente") che
una bambina non aumenti per niente di peso fra i 4 e gli 8 mesi.
Per sapere se oltre ad essere infrequente è patologico, bisogna
tenere conto di altri dati, fra i quali le analisi che prudentemen-
te il suo pediatra ha deciso di farle fare per essere sicuro che
stia bene. Ma, se non si trova nessun problema, la cosa migliore
è aspettare tranquillamente: "E' inappetente e basta". Perché in
effetti non è neppure molto frequente pesare così tanto a 4
mesi: praticamente siamo sul percentile 95.
Tutte le analisi risultarono normali, a 13 mesi questa bambina
pesava 8 kg e continuava a non voler mangiare. Sembra quasi
che, invece di crescere con un ritmo lento ma continuo, questa
bambina sia cresciuta rapidamente nei primi 4 mesi, per frenare
dopo.

"Da quando ha avuto quel virus non ha più mangiato..."

Generalmente, l'appetito va diminuendo a poco a poco; però
non poche volte un fatto esterno (una malattia, l'inizio dell'asilo, la nascita di un fratellino …) scatena il processo:

> Ho un bimbo di 11 mesi appena compiuti. Da quando
> ho cominciato a dargli da mangiare passati, fino a
> poco più di 15 giorni fa, mangiava che era una
> meraviglia, qualsiasi cosa gli dessi: pesce, pollo,
> vitello […]. Ma da un giorno all'altro non ha voluto
> più di cinque o sei cucchiaiate (se lo costringo a
> mangiare, vomita). Alcuni giorni riesco a dargli
> tutto il passato in due volte. Non so se questo è
> dovuto al fatto che ha avuto molto catarro per due

settimane, molta tosse e molto muco, febbre...

Come gli adulti, i bambini perdono l'appetito quando sono malati. Chi non ha avuto un'influenza tale da fargli perdere il gusto per il cibo, così tanto mal di testa da preferire andarsene a letto senza cenare, un mal di pancia così forte da non avere voglia di mangiare niente...? Questa inappetenza è passeggera; dura solo qualche giorno, contemporaneamente alla durata del malessere, e poi sparisce. Se il bambino ha perso peso, è possibile che ristabilendosi abbia una "fame arretrata" e per qualche giorno mangi più del solito, fino a recuperare ciò che aveva perso.
Certamente, se la malattia è più grave, è possibile che l'inappetenza duri settimane e che il bambino non recuperi l'appetito finché non riceverà un trattamento adeguato.
Quando si tenta di costringere un bambino malato a mangiare, la cosa più probabile è che vomiti. E che emerga in lui una paura verso il cibo e il cucchiaio che manterrà anche dopo essere guarito. Naturalmente, se il bambino ha veramente molta fame, neppure obbligandolo si riuscirà a levargli l'appetito. Ma se ha circa un anno, l'età nella quale (quasi) tutti i bambini perdono l'appetito, è probabile che la malattia e la conseguente forzatura scatenino l'inevitabile catastrofe. Il bambino avrebbe "smesso di mangiare" ugualmente, però il conflitto si anticipa di qualche settimana:

> Da quando ha avuto la bronchite il bambino ha smesso di mangiare. Ha mangiato ogni giorno di meno e adesso che ha quasi 7 mesi continua a non mangiare.

E, quello che è peggio, la madre attribuisce l'inappetenza alla malattia; finché il bambino non ricomincerà a mangiare, continuerà a credere, a volte quasi in maniera inconscia, che quel virus, diarrea, otite o angina "non è stato curato completamente". E' frequente che ciò porti la madre a insistere ancora di più con il mangiare perché è convinta che suo figlio "ha bisogno di mangiare per guarire". La storia di Rita ci dimostra quanto può essere grave arrivare a questi circoli viziosi:

> Ho un figlio di 16 mesi, ma da quando ne aveva 9 non apre la bocca per mangiare. Durante l'estate ha avuto varie diarree e gli hanno prescritto una medicina che doveva somministrare con il cucchiaio; da allora non lo sopporta, o almeno così credo io. Il fatto è che il bambino, affinché mangi, deve essere molto distratto; allora io gli metto il cucchiaio nella bocca e lui inghiotte. A volte, quando gli infilo il cucchiaio nella bocca casualmente aperta, comincia ad avere conati. Adesso però ho un problema più grande, perché mette i denti e non posso nemmeno avvicinargli il cucchiaio.
> L'ora del pasto è un calvario per tutti e due.

Di grandi cene sono le tombe piene

Cosa succederebbe a un bambino se, davvero, non mangiasse? Dimagrirebbe. Un neonato, come tutte le madri sanno, può perdere facilmente 200 gr nei primi due o tre giorni di vita, e recuperarli subito dopo. Supponiamo una perdita molto più moderata, ad esempio un bambino che perde ogni giorno 10 gr. Per 365 giorni all'anno risultano 3,65 kg, arrotondando 3,5 kg. Cosa resta di un neonato se gli togliamo 3,5 kg? Poco più di un pannolino vuoto. Un bambino grandicello, di circa di 10 kg, sparirebbe davanti ai nostri occhi in meno di tre anni.
Cosa succederebbe se il bambino ingoiasse tutto ciò che gli vogliono dare da mangiare? Immaginiamo che il bambino abbia già mangiato tutto quello di cui ha bisogno e che, dopo ardui sforzi, si riesca a fare in modo che mangi qualcosa in più, per aumentare di altri 10 gr (in più rispetto a quanto sarebbe cresciuto normalmente). In un anno, 3,5 kg. Se tuo figlio cre-

scesse ogni giorno 10 gr in più, aumenterebbe 3,5 kg in più all'anno. A due anni, invece di 12 kg, peserebbe 19 kg. A 10 anni, invece di 30 kg, 65 kg. A 20 anni, invece di 60 kg, peserebbe 135 kg.

Non ti sembra che sarebbe mostruosamente obeso? E questo avverrebbe con soli 10 gr al giorno. Quanto bisogna mangiare in più per aumentare 10 gr? Si calcola che per accumulare un grammo di grasso corporeo, bisogna ingerire circa 10,8 kcal[2]. Questo significa 108 kcal per ingrassare 10 gr, quasi esattamente quelle di uno yogurt alla fragola, o mezza brioscina al cioccolato, o un omogeneizzato piccolo, o 250 ml di succo di frutta.

Saresti soddisfatta se tuo figlio mangiasse uno yogurt in più ogni giorno? Probabilmente no. Molte madri preparano un piatto intero di pappa, e i loro figli ne mangiano solo un paio di cucchiaiate. Quanto ingrasserebbero in più se finissero tutto il piatto? 20 o 30 gr al giorno? Riesci ad immaginarti tuo figlio di 10 anni che pesa 100 o 135 kg?

Il metabolismo umano permette notevoli adattamenti e, in pratica, mangiare un paio di cucchiaiate in più o in meno può non modificare il nostro peso. Ma tutto ha un limite. Molte madri sperano che il proprio figlio mangi più del doppio di quello che mangia abitualmente. Nessuno può mangiare ogni giorno il doppio di quello di cui ha bisogno e restare sano.

Le tre difese del bambino

Pertanto, i bambini devono difendersi. Se mangiassero tutto quello che si vuol fare mangiare loro, si ammalerebbero gravemente. Per fortuna dispongono di un piano strategico di difesa contro l'eccesso di cibo, che si mette in moto automaticamente. La prima linea di difesa consiste nel chiudere la bocca e girare la testa:

Ho una bambina di 11 mesi e mezzo; non aumenta di

peso da quando aveva 8 mesi, periodo in cui pesava
8 kg; infatti continua a pesare 8 kg.
Sembra che non abbia mai fame, le diamo da mangiare mentre si distrae con un gioco e così mangia
qualcosa, ma altre volte gira la testa, serra la
bocca e comincia a rifiutare decisamente il cibo e
non c'è alcun modo di farla mangiare.

Questa bambina ha detto, più chiaramente ancora di quanto
farebbe se sapesse parlare, che non vuole mangiare. Una madre
prudente non cercherebbe di darle nemmeno mezza cucchiaiata
in più. (Certamente, non è raro che un bambino smetta di
aumentare a questa età, e molte bambine normali di un anno,
pesano meno di 8 kg.)
Se si continua a insistere, il bambino si ritira sulla seconda
linea di difesa: apre la bocca e lascia che gli mettano qualsiasi
cosa, però non la inghiotte. I liquidi e i passati gocciolano spet-
tacolarmente attraverso la fessura della sua bocca. La carne si
trasforma in un piccolo ammasso duro e fibroso, masticato
mille volte, che finisce per essere sputato quando la bocca è
piena. Si dice allora che il bambino "fa la palla" (*N.d.T.* Tipica
espressione spagnola "hacer la bola").
Se si insiste ancora, il bambino può arrivare a inghiottire qualcosa. Ma si vede ridotto alla sua ultima difesa: vomitare.

Mio figlio di 4 mesi e mezzo non ha fatto una poppata buona nella sua vita. Durante i primi tre mesi
gli ho dato il seno, aveva coliche e aumentava
poco: 150 o 100 gr a settimana. Quando ho cominciato a dargli il biberon mangiava 40 o 50 ml, e il
resto lo sputava e piangeva. Ho cercato di dargli
ogni tre ore una piccola quantità di latte, ho provato ogni quattro ore, ho provato a darglielo
addormentato, intrattenendolo con giochi... è
stato impossibile.

A quattro mesi ho cominciato con la pappa di cereali senza glutine. Affondato. Il bambino non mangia, inghiotte perché io ho scelto di farlo mangiare in qualunque modo. Il risultato: cresce molto, aumenta 250 gr, ma ogni pasto è terrorizzante; prima gli do il biberon e appena prende i suoi 50 gr comincio con la pappa. Ho provato 5 marche differenti di latte, ed è uguale; l'unica tettarella che accetta è quella "anatomica". Ultimamente ha imparato a vomitare; lo fa senza sforzo, ma vomita. In media ogni pasto dura un'ora; sono 5 al giorno.

Questo bambino cresceva da 100 a 150 gr alla settimana durante i primi mesi, e questo era normale. Adesso, a quattro mesi, aumenta di 250 gr a settimana, e questo non è normale ma, al contrario, assolutamente eccessivo per la sua età (può essere normale in una settimana isolata, ma non lo è se il bambino arriva a prendere più di un chilo al mese). Non gli resta che piangere e vomitare. Se si continua a insistere, se lo si minaccia con nuovi castighi o umiliazioni perché non vomiti, o si ricorre ad un antiemetico (farmaco che impedisce di vomitare), il nostro eroe è perduto.

Il problema delle allergie

Uno dei motivi che possono fare in modo che un bambino si rifiuti di mangiare è che un determinato alimento gli sia indigesto. Le allergie ad alcuni alimenti possono arrivare ad essere pericolose. L'esperienza di Isabella ci mostra come il non riconoscere i primi sintomi di allergia abbia portato all'interruzione non necessaria dell'allattamento materno e all'aggravamento del problema:

Sono madre di una bimba di 7 mesi che ho allattato fino ad oggi. Inizialmente è stata una cosa meravi-

gliosa e, se fosse stato per me, sarebbe durato
molto di più. Ma sembrava che mia figlia volesse che
il latte fluisse più velocemente e, dopo aver ciuccia-
to per 5 minuti, cominciava a piangere molto nervosa. E' stato difficile portare avanti l'allattamento e
continuare durante gli ultimi 3 mesi, ma io pensavo
che fosse il meglio per lei e ho insistito finché non
ho retto più: ho sempre creduto che l'allattamento
materno dovesse essere qualcosa di molto gradevole
sia per il bambino che per la madre, e invece io
vedevo solo che mia figlia soffriva.
Provando a darle il latte artificiale, mi sono presa
una terribile paura perché al primo sorso di biberon sono comparse macchie rosse su tutto il viso.
Ho dovuto darle il seno per un altro po' di tempo
finché non le hanno fatto alcune prove allergologi-
che.

Prove che, naturalmente, sono risultate positive. I sintomi che
presentava la figlia di Isabella nel prendere il seno erano un
indizio chiaro di allergia che nessuno ha saputo cogliere.
Neppure retrospettivamente, quando era stata già fatta la dia-
gnosi, nessuno ha saputo spiegare a Isabella quale era stato il
problema.
Molte madri dicono che il proprio figlio "rifiuta il seno". Un
bebé che prima succhiava normalmente, da alcuni giorni o settimane succhia appena cinque minuti, o meno, e dopo piange.
Questo può corrispondere a due situazioni ben distinte:

A. Il bambino comincia a succhiare contento, succhia normalmente per cinque minuti o meno, lascia il petto e sembra soddisfatto. Siccome alla madre hanno detto che deve succhiare 10
minuti, lei pensa che abbia bisogno di succhiare ancora e cerca
di farlo continuare. Il bebé, naturalmente, si arrabbia e piange
quando provano a costringerlo.

B. Il bebé comincia più o meno contento, però sembra sempre più infastidito fino a che scoppia a piangere e lascia il seno. Molte madri spiegano: "Giusto il tempo che il latte arrivi nello stomaco e comincia a piangere come se gli facesse male qualcosa". Una descrizione eccellente; infatti questo è esattamente quello che succede.

Il primo caso è completamente normale e corrisponde all'abbreviarsi naturale della durata della poppata, che avviene via via che il bambino cresce, e di cui parleremo più avanti (si veda "La crisi dei tre mesi"). La madre non deve fare nient'altro che riconoscere che suo figlio non ha bisogno d'altro, e non cercare di costringerlo. Se un bebé viene forzato più del dovuto per alcune settimane, è possibile che si impunti e che cominci a piangere prima ancora di venire costretto a mangiare. Diventerebbe allora difficile distinguere se si tratti di un caso A o di un caso B. Ma, fermandosi un attimo a riflettere, la madre si ricorderà che inizialmente si trattava di un caso A ben chiaro. Il secondo caso, al contrario, è chiaramente un'allergia o intolleranza a qualcosa che ha mangiato la madre. Quasi sempre al latte vaccino, ma potrebbe anche essere al pesce, alle uova, alla soia, alle arance o a qualche altro alimento. E' il caso di Isabella. Se in quel momento Isabella avesse eliminato completamente il latte vaccino dalla sua dieta, si sarebbe risparmiata molti pianti e sofferenze, la paura dovuta alla grave reazione che ebbe la figlia con il primo biberon, lo svezzamento non necessario e il calvario che rappresenta alimentare un bambino allergico con un latte speciale (che, a parte il fatto di essere molto costoso, risulta avere un sapore ripugnante, motivo per cui i bambini lo rifiutano).
Perché la figlia di Isabella cominciava a piangere dopo cinque minuti? Alcune proteine del latte vaccino (come di qualsiasi altra cosa che mangia la madre) possono essere presenti nel latte materno. Certamente, la quantità di tali proteine è minima, e raramente è sufficiente a dare una reazione generale, con

macchie rosse su tutto il corpo, come è successo con il primo biberon. Contrariamente a quanto accade con l'assunzione di latte vaccino, con il latte materno i gonfiori o le macchie rosse compaiono solo nel punto di contatto, cioè sull'esofago e sullo stomaco della bambina, che in pochi minuti si gonfiano e bruciano. La madre non vede niente, però la bambina se ne accorge; è chiaro che le fa male!

Se tuo figlio ha sintomi simili a quelli della figlia di Isabella e a metà poppata si mette a piangere come se qualcosa gli facesse male (per non parlare del caso in cui abbia anche orticaria o eczemi), dovrai fare la prova per sapere se si tratta di allergia al latte vaccino. Per questo, la madre deve continuare a dare il seno, e smettere completamente di ingerire latte, formaggio, yogurt, burro o qualsiasi altro derivato. Nemmeno una goccia. Neppure qualsiasi altro prodotto che nella sua composizione possa contenere latte, come le merendine, il pane a cassetta (pan carré), la pastella per fritture, il cioccolato... anche alcune marche di salame o di prosciutto, o di margarina "100% vegetale" contengono latte. Dovrà trasformarsi in una esperta nel leggere le etichette e rifiutare qualsiasi prodotto che contenga "latte", "latte in polvere", "siero di latte", "proteine lattee", eccetera.

Dovrà stare da sette a dieci giorni senza bere nemmeno una goccia di latte. Non sempre il risultato è istantaneo; è stato provato che anche dopo cinque giorni senza bere latte possono continuare ad apparire proteine vaccine nel latte materno. Non sostituire il latte vaccino con il latte di soia, perché la soia provoca allergie quasi quanto il latte.

Se in dieci giorni i sintomi di tuo figlio non sono scomparsi, questo vuol dire che non era allergico al latte vaccino. Potrebbe essere allergico a qualche altra cosa; prova con l'uovo e il pesce. Se i sintomi di tuo figlio sono allarmanti e non vuoi perdere tempo con prove, la cosa migliore potrebbe essere che già dall'inizio elimini il latte, l'uovo, il pesce, la soia e qualche altro alimento sospetto, e successivamente li torni a introdurre uno ad uno.

Se i sintomi di tuo figlio spariscono smettendo di bere latte, può essere solo una casualità. Torna a bere latte, e vedi cosa succede. Ma non poco a poco, perché i sintomi potrebbero essere lievi, e non risolverebbe i dubbi. Prendi un paio di bicchieri di latte al giorno e, se non succede niente, significa che tuo figlio non era allergico al latte. "E' guarito" per pura casualità, ed è meglio non continuare a girarci intorno.

Ma se, quando berrai di nuovo latte, tuo figlio tornerà a manifestare gli stessi sintomi, l'allergia può considerarsi provata. Preparati a dargli il seno il più a lungo possibile, meglio se per due anni o più, e non dargli nemmeno una goccia di altro latte, né in biberon, né con le pappe; può infatti succedere la stessa cosa successa alla figlia di Isabella: se un bambino è così allergico che anche la piccola quantità che compare nel latte materno gli nuoce, dargli il latte direttamente può provocare una reazione molto più grave.

Non tutti i bambini allergici sono così sensibili da avere reazioni quando la madre mangia pane a cassetta, una focaccina o del salame che contiene un po' di latte. Però per fare la prova è necessario fare una dieta molto stretta altrimenti non si risolverebbero i dubbi; e, dopo un certo periodo, forse potresti mangiare qualcuno di questi prodotti senza che a tuo figlio accada nulla.

Davvero non mangia niente?

Questa è un'altra frase che viene usata spesso, e sempre a sproposito. Ci sono bambini di un anno e mezzo, come abbiamo sottolineato in precedenza, che mangiano meno di bambini che hanno 9 mesi. Ma ce ne sono anche molti che mangiano di più, soltanto che la loro madre non se ne è resa conto. La nutrizione non è una scienza infusa, ed è facile sbagliarsi nello stimare di volta in volta le calorie che un bambino sta ingerendo.

Uno degli errori più frequenti è credere che "il latte non alimenta", sia quello materno che quello artificiale. Siccome sono liquidi, la gente pensa che sono poco più che acqua, quando in realtà il loro contenuto in calorie e proteine è molto alto. Abbiamo già spiegato che molte pappe di verdure con carne, e non parliamo di quelle di frutta, contengono molte meno calorie del latte. Vediamo il caso di Alberto:

> Mio figlio di 13 mesi non vuole mangiare la frutta da solo; riesco a dargli solo pera o banana in piccole quantità mischiate al latte nel biberon; non vuole succhi di nessun tipo e di nessun sapore, rifiuta le pappe di cereali, gli yogurt e le creme...
> Fa colazione, fra le 5 e le 7 di mattina, con 240 ml di latte con frutta. A volte prima di pranzo beve 180 ml di latte con cereali. Tra le 12 e le 13 mangia del passato di verdura con pollo, vitello, uovo o pesce. Fa merenda con 210 ml di latte, frutta e prosciutto (non vuole formaggini, né nessuna altra cosa, solo pane), cena verso le 20.30 con una purea delicata e 210 ml di latte con cereali.

Il buon Alberto sta prendendo ogni giorno 840 ml di latte, più frutta, passato di verdura con carne o pesce, prosciutto, "purea delicata", pane e cereali in due dei biberon di latte. E sua madre è preoccupata perché mangia poco! Un bambino di 13 mesi può avere bisogno di circa 900 kcal al giorno. Solo di latte sta già prendendo 590 kcal, e tutto il resto! Per fortuna, il problema è in via di soluzione, sua madre infatti si è resa conto della cosa fondamentale:

> ... ormai non lo costringo a mangiare, è peggio.

Conviene che i bambini che hanno superato l'anno di età non prendano più di 500 ml di latte al giorno. Se ne prendono di più non è grave... però sappi che sarà difficile riuscire a far mangiare loro qualcos'altro.

I professionisti non sono immuni da questa curiosa credenza secondo cui "il latte è acqua", specialmente quando si tratta di latte materno. Ecco quello che è successo a Silvia:

> Sono madre di un bambino di 2 anni che ancora prende il seno, cosa che ci riempie di soddisfazione entrambi. Ciuccia ancora nonostante i medici, i familiari e la società.
>
> Durante i primi due mesi, il bambino è aumentato abbastanza ma, a partire da allora, sono cominciati i problemi: mio figlio voleva ciucciare solo un pochino, e sono arrivata ad allattarlo ballando!
>
> Il bambino, a 2 anni, pesa solo 10 kg, però è un bambino sano, vivace, con molta forza. Il problema è che non ha fame (non sa cosa sia) e la gente mi dice di non dargli più il seno perché così mangerà di più, che il latte ormai è "acqua".
>
> Un dato: quando sono al lavoro mi tiro il latte e lo congelo; con questo gli preparano un bicchiere con Meritene e cereali.

Vediamo la tipica storia: il bambino che a partire dai 2 mesi cresce più lentamente e succhia più velocemente (vedi "la crisi dei tre mesi") e la madre che si riempie di ansie venendo bombardata dai commenti di chi vuole farle credere che questo non è normale.

Un bambino di 2 anni, che pesa 10 kg, ha bisogno approssimativamente di 850 kcal al giorno e 8 gr di proteine (calcolato con le cifre degli studi più recenti[7]; molti libri danno ancora valori vecchi, più elevati). Un bicchiere di 150 ml di latte materno con una bustina di Meritene (un concentrato proteico energetico usato per l'alimentazione di malati cronici denutriti) e 15 gr di cereali raggiunge circa 300 calorie (la terza parte di ciò che il bambino ha bisogno in tutto il giorno) e 9 gr di proteine (più di

ciò di cui ha bisogno in un giorno intero). Se durante la giornata succhia altri 400 ml, arriviamo a 280 kcal in più e quasi 4 gr
in più di proteine. Aggiungendo ciò che eventualmente mangia
di altri alimenti... sembra strano a qualcuno che non abbia più
fame?

Molte madri pensano che il proprio figlio non mangia perché
non prende le pappe "legalmente stabilite", senza rendersi
conto che sta mangiando altre cose equivalenti o migliori.
Torna a leggere le spiegazioni della mamma di Alberto, un paio
di pagine indietro: prende due volte al giorno latte con cereali e
mangia pane (senza formaggino!). Ma afferma anche che
Alberto "rifiuta le pappe di cereali".

Un aneddoto esemplifica alla perfezione questo errore, "se non
mangia la pappa, non mangia nulla". Una madre mi ha detto un
giorno disperata: "Dottore, non c'è modo di fargli mangiare la
frutta. Ho provato in tutte le maniere: frutta grattugiata, omogeneizzati di frutta, cereali con frutta, yogurt di frutta, formaggio
alla frutta... niente". Posto che il bambino, saggiamente, li
abbia rifiutati, non ho voluto complicare ancora di più la vita a
questa madre spiegandole che i cereali con frutta e gli yogurt
con frutta contengono molta poca frutta, o che gli yogurt "al
sapore" di frutta e il formaggio alla frutta non ne contengono
proprio (solo zucchero e colorante). Ho invece suggerito timi-
damente: "Forse non gli piacciono le pappe con tutto mescolato
assieme. Ha provato a dargli la frutta separata, un poco di banana o...?" "Sì", mi ha interrotto la madre, "questo sì che gli
piace; prende una banana con la mano e se la mangia quasi
intera. Ma ciò che non riesco assolutamente a ottenere", insi-
stette, "è che si mangi la pappa di frutta".

Per quella madre, mangiarsi una banana intera, se non faceva
parte di una "pappa di frutta", era una perdita di tempo.

Infine, un altro fattore che porta molte madri a non rendersi
conto che i loro figli stanno davvero mangiando molto, è la
mancanza di coscienza dell'elevato contenuto calorico di alcuni
alimenti. Molte volte, disperata perché suo figlio "non mangia",

la madre finisce col ricorrere ad alcune golosità, che spesso contengono cioccolato. Sia agli adulti che ai bambini il cioccolato fa un effetto particolare: si riesce sempre a trovare un buco dove metterlo. Chiaramente, il bambino che non ha fame, ma che accetta una ghiottoneria, resta con meno fame ancora, e quindi al seguente pasto vorrà mangiare ancora meno, e la lite è servita.

Dicevamo che un bambino di 2 anni e 10 kg di peso ha bisogno di circa 850 kcal al giorno (questa è la media, alcuni necessitano di più, altri meno). Quindi, se ogni giorno beve mezzo litro di latte (350 kcal), una merendina al cacao (260 kcal), uno yogurt alla fragola (110 kcal) e un succo di ananas di 200 ml (85 kcal) siamo già arrivati a 805 kcal. Può mangiare solo qualcosa ancora. E se aggiungiamo una brioscina al cioccolato (230 kcal)? Non potrà mangiare tutto questo! Dove si può infilargli la frutta, la verdura, i legumi, la carne…? Certamente, una dieta simile sarebbe completamente inadeguata per un bambino… però avrebbe così tante calorie che il bambino non riuscirebbe a mangiare nient'altro.

Pertanto, se vuoi che tuo figlio mangi alimenti sani, dovrai smettere di dargli "dolcetti". Limita il latte e i derivati a mezzo litro al giorno o meno (per i bambini maggiori di un anno), non dargli da bere altro che acqua pura (non altro latte, né succo, e ancor meno bibite varie) e non dargli dolci e ghiottonerie oltre che a Natale e alle altre feste comandate.

Capitolo II
Tuo figlio sa di cosa ha bisogno

Tutti gli animali di questo mondo mangiano ciò di cui hanno bisogno. Passeggiando per la campagna non si trova nessun animale morto perché nessuno gli ha ricordato che doveva mangiare. Ognuno sceglie, inoltre, la dieta adeguata alla sua specie; è infatti tanto difficile incontrare un coniglio che mangia carne quanto un lupo che mangia erba.

Anche noi adulti mangiamo ciò di cui abbiamo bisogno senza che nessuno ci dica niente. Le persone che si muovono molto mangiano di più, e quelle che fanno una vita sedentaria mangiano meno, senza che nessun esperto debba calcolare le calorie e dare loro istruzioni scritte. Certo, alcuni di noi hanno una certa tendenza all'obesità; ma quando si pensa a ciò che potrebbe succedere e non succede, ci rendiamo conto che il nostro sistema di controllo sulla quantità di cibo è molto buono. Se mangiassi ogni giorno un poco più del dovuto e ingrassassi 20 gr al giorno, alla fine dell'anno saresti aumentata di 7,3 kg, in 10 anni 73 kg (più quello che già pesi adesso!). Se, al contrario, perdessi ogni giorno 20 gr, in 8 o 9 anni scompariresti completamente, lasciando al suolo un mucchio di abiti vuoti, come i fantasmi nei film. E, senza dubbio, la maggior parte della gente riesce a mantenere lo stesso peso, chilo più, chilo meno, per decine d'anni.

Lo stesso succede per quel che riguarda la qualità della dieta. Il comune mortale non sa neppure di quali vitamine ha bisogno, né in quale quantità, né quali alimenti le contengono (certo, si sa che le arance contengono vitamina C; ma dove si trovano la vitamina B1, la B12, l'acido folico?); nonostante ciò però, praticamente nessuno, se non sta soffrendo la fame per motivi estranei alla sua volontà, è affetto da scorbuto, da beri-beri, da anemia perniciosa o da xeroftalmia.

Come ci regoliamo? Ogni persona, ogni animale, ha dei meccanismi innati che gli permettono di cercare gli alimenti di cui ha bisogno e di mangiarne la quantità adeguata. Cosa ci fa pensare che ai nostri figli manchino questi meccanismi? I cuccioli di altri animali certamente li hanno. Se a un bambino si lascia mangiare ciò che vuole, è logico pensare che mangerà ciò di cui ha bisogno. Però a coloro i quali non riescono a convincersi con i ragionamenti teorici, può darsi interessi sapere che, oltre ad essere logico, è scientificamente dimostrato. Nei seguenti paragrafi spiegheremo come i bambini scelgano la loro dieta da quando nascono, cambiando la composizione del latte materno; e come, qualche mese dopo, siano capaci di scegliere una dieta adeguata.

Latte materno *à la carte*. Perché non poppano secondo un orario regolare

L'orario delle poppate è un mito. Ci fu un tempo in cui si credeva che i neonati dovessero succhiare ogni tre ore, o ogni quattro ore (e dieci minuti per ogni lato, per maggior scherno!). Ti sei chiesta qualche volta perché dieci minuti e non nove o undici? Evidentemente, sono numeri arrotondati. Com'è possibile che qualcuno abbia creduto che un "numero arrotondato" fosse un "numero esatto"?

Ovviamente noi adulti non mangiamo mai "dieci minuti da ogni piatto ogni quattro ore". Quanto impieghiamo a mangiare una pietanza? Dipende da quanto velocemente mangiamo, guarda caso! Ai bambini succede la stessa cosa: se succhiano rapidamente impiegano meno di dieci minuti, se succhiano lentamente impiegano di più[8].

Se mangiamo a orari fissi è solo perché lo esigono i nostri

obblighi lavorativi. Normalmente, nei giorni festivi saltiamo completamente l'orario abituale senza che la nostra salute ne risenta minimamente. Però, nonostante ciò, c'è ancora gente che crede che i bambini si debbano abituare a un orario prestabilito, con vaghi riferimenti alla disciplina o alla digestione.

Il pranzo degli adulti può aspettare. Il nostro metabolismo ce lo permette e il cibo sarà lo stesso a qualsiasi ora. Però tuo figlio non può aspettare. La sua sensazione di fame è impellente e il cibo cambia se si ritarda. Perché il latte materno non è un alimento morto ma un tessuto vivo, in costante evoluzione. La quantità di grasso nel latte aumenta molto durante la poppata: il latte che esce all'inizio ha poco grasso e quello che esce alla fine ne ha fino a cinque volte di più.

La quantità media di grasso nel latte di una determinata poppata dipende da quattro fattori: il tempo trascorso dalla poppata precedente (più tempo passa, meno grasso è presente); la concentrazione di grasso alla fine della poppata precedente (maggiore è questa concentrazione e maggiore sarà la concentrazione nella poppata successiva); il volume ingerito nella poppata precedente; il volume ingerito nella poppata attuale (la lettrice curiosa può consultare l'eccellente studio di Woolridge sulla fisiologia dell'allattamento[9]). Se prende latte con meno grassi (e, pertanto, con meno calorie), il bambino può accettarne un volume maggiore, e quindi può assumere più proteine...

Dunque il bebé che prende 50 ml da ogni seno non si sta nutrendo alla stessa maniera di quello che prende 100 ml da un solo seno; e la dieta del bebé che prende 80 ml ogni due ore è completamente distinta da quella di un altro bebé che succhia 160 ml ogni quattro ore.

Il controllo della composizione del latte è ancora oggetto di ricerca, e quello che non sappiamo è probabilmente molto più di ciò che già conosciamo. Ad esempio, è stato osservato che un seno solitamente produce latte con più proteine rispetto all'altro. Può darsi che sia una pura casualità... o può darsi che tuo figlio possa scegliere, succhiando più da un seno che dall'altro, un pasto con più o meno proteine.

Eri convinta che tuo figlio mangiasse sempre alla stessa maniera? Pensavi che sarebbe stato noioso passare alcuni mesi prendendo solo latte? Puoi ben vedere che con il latte materno non è così. Tuo figlio ha a sua disposizione un ampio menu in cui può scegliere dalle zuppe leggere fino ai dolci cremosi. Siccome non può parlare (né il seno potrebbe capirlo, d'altra parte), richiede il suo menu dando istruzioni al seno attraverso tre chiavi:

1. La *quantità di latte* che prende a ogni poppata (cioè, poppando più o meno tempo con maggiore o minore intensità).
2. Il *tempo* tra una poppata e l'altra.
3. Poppare da *un solo seno* o da *entrambi*.

Ciò che tuo figlio fa con il seno è autentica ingegneria per ottenere ogni giorno esattamente ciò di cui ha bisogno. Il controllo di tuo figlio sulla propria dieta è totale e perfetto quando può variare a volontà le tre chiavi. L'allattamento a richiesta consiste proprio in questo: è il bambino che decide quando deve poppare, per quanto tempo e se deve prendere un seno o tutti e due.

Quando gli si impedisce di controllare uno dei meccanismi, la maggior parte dei bambini riesce a ottenere una dieta adeguata manovrando abilmente con gli altri due. Così, in un esperimento[10], a un gruppo di bambini fu dato sempre un solo seno a ogni poppata per una settimana, ed entrambi i seni a ogni poppata in un'altra settimana (l'ordine delle settimane era a caso). In teoria i bambini avrebbero ingerito molto più grasso nel corso della giornata prendendo un solo seno piuttosto che prendendoli tutti e due. I bambini, invece, modificarono spontaneamente la frequenza e la durata delle poppate riuscendo a ingerire quantità simili di grasso (ma volumi diversi di latte).

Ma il bambino che non può modificare né la frequenza né la durata delle poppate, né decidere se prendere un seno o tutti e due, è perduto: in questo modo non prenderà il latte di cui ha bisogno, ma quello che per caso "gli tocca". Se la sua dieta si allontana molto dalle sue necessità, il bambino avrà dei problemi: il suo peso non sarà adeguato o passerà il giorno affamato e piagnucoloso. Per questo l'allattamento a orario funziona raramente e il risultato è tanto più catastrofico quanto più si pretende di imporre un orario stretto. Il bambino ha bisogno di succhiare in maniera irregolare perché solo così può ingerire una dieta equilibrata.

Dal primo giorno, sebbene apparentemente stia prendendo solo latte, tuo figlio ha scelto la sua dieta fra un ampio ventaglio di possibilità, e ha scelto sempre con successo, tanto in quantità come in qualità.

Anche le pappe *à la carte*

Già 60 anni fa la dottoressa Davis dimostrò, in una serie di esperimenti, che i bambini possono scegliere da soli una dieta equilibrata[11]. Offriva a un gruppo di bambini, dal momento in cui cominciavano a prendere le prime pappe, 10 o 12 alimenti distinti a ogni pasto. I bambini mangiavano la quantità che volevano dell'alimento che volevano, senza che nessun adulto condizionasse in qualche modo la loro scelta. Per mesi, la crescita dei bambini fu normale e l'apporto di fattori nutrienti a media scadenza fu adeguato, sebbene le variazioni da un pasto all'altro fossero tremende: "l'incubo di un dietologo". I bambini mangiavano a volte "come un uccellino" e a volte "come un cavallo" e passavano attraverso periodi nei quali mangiavano solo uno o due alimenti per alcuni giorni, per poi dimenticarli. In una maniera o nell'altra, alla fine, riuscivano a combinare il tutto in maniera da consumare una dieta equilibrata.

Altri studi più recenti hanno confermato che i bambini piccoli, quando li si lascia mangiare ciò che vogliono, sia in una situazione di esperimento[12] come in casa propria[13], ingeriscono una quantità di calorie piuttosto costante ogni giorno, sebbene le variazioni da un pasto all'altro siano enormi.

Ma non si rimpinzerà di cioccolato?

Ovviamente sì, se lo lasciamo fare. O almeno supponiamo di sì, in quanto non sembra ci siano studi scientifici che lo dimostrino. Ai bambini (e agli adulti) piacciono molto le cose dolci e le cose salate, e siamo soliti consumare troppo di entrambe. Se dispongono di un meccanismo innato per mangiare ciò di cui hanno bisogno, come mai i bambini mangiano tante "ghiottonerie"?

Per capire perché a volte il meccanismo di controllo non funzioni, bisogna tenere conto della teoria evolutiva. Quando un animale mangia adeguatamente, vive di più e ha più figli; pertanto, la selezione naturale favorisce quegli animali che hanno una condotta alimentare adeguata. Ma la selezione naturale agisce attraverso molte migliaia di anni e la condotta che è stata adeguata in un momento può smettere di esserlo se le circostanze ambientali cambiano.

A cosa servivano il gusto per il dolce e quello per il salato ai bambini preistorici? Non solo non c'era cioccolato, ma nemmeno sale né zucchero. Le cose più dolci che avevano erano il latte materno, il loro principale alimento, e la frutta, piena di vitamine. La cosa più salata, probabilmente, era la carne, una fonte importante di ferro e proteine. Così, le loro preferenze li aiutavano a scegliere una dieta variata ed equilibrata. Ma adesso abbiamo caramelle molto più dolci della frutta, e "aperitivi" molto più salati della carne, e il meccanismo della selezione si è scompensato.

Per questo gli esperti[11] considerano che attualmente i bambini possono scegliere una dieta sana a condizione che diamo loro cose sane da scegliere. Se offri a tuo figlio frutta, pasta, pollo e piselli, e lasci che lui scelga cosa e quanto mangiare, sicuramente alla lunga consumerà una dieta adeguata… benché forse trascorrerà due giorni mangiando solo piselli e poi un giorno mangiando solo pollo. Ma se gli dai da scegliere tra frutta, pasta, piselli e cioccolato, allora nessuno garantisce che la sua dieta sarà equilibrata.

In definitiva: la responsabilità dei genitori si limita a offrire una varietà di alimenti sani. La responsabilità di scegliere tra questa varietà e decidere la quantità da consumare di ognuno non spetta ai genitori, ma al figlio.

Capitolo III
Quello che non bisogna fare all'ora dei pasti

L'ingegno delle madri quando è ora di far mangiare i propri figli non conosce limiti (i padri in genere partecipano meno in questo frangente, probabilmente più per indifferenza che per riflessione). Si comincia facendo l'aereo con il cucchiaio. Dopo è la volta di distrarre il bambino con canzoni, danze, pupazzi o la inevitabile televisione. Seguono quindi le preghiere ("non fare questo alla mamma!"), le promesse ("se mangi tutto ti compro un dinosauro"), le minacce ("se non mangi tutto non vai a giocare"), le suppliche ("questo per mamma, questo per papà, questo per la nonnina"), le vite esemplari ("guarda Braccio di ferro come mangia gli spinaci!"). Si racconta che alcuni genitori, osservando che loro figlio portava alla bocca tutto ciò che trovava sul pavimento, ebbero un'idea geniale: ogni giorno lavavano bene il pavimento e dopo vi spargevano sopra pezzetti di frittata di patate.

Alcuni metodi fanno davvero ridere, ma altri fanno più facilmente piangere, soprattutto il bambino. Vediamo alcuni esempi:

La persistenza

Mio figlio di 5 mesi e mezzo non vuole accettare il cucchiaio. Ho cominciato a provare a 4 mesi, ma sebbene ci provassi spesso (e con *molta pazienza*) il bambino strillava, sputava e piangeva. Così ho dovuto mettere il contenuto degli omogeneizzati insieme alla pappa nel biberon. Adesso ci sono giorni in cui mangia circa quattro o sei cucchiaiate senza lamentarsi, ma dopo basta! Da un paio di giorni ho cominciato a dargli il ciuccio dopo ogni cucchiaiata e così riesce a finire tutto.

Molta pazienza? Questa è un'altra confusione. Pazienza sarebbe avere accettato che il bambino ancora non voleva pappe. Questa madre non è stata molto paziente, ma molto insistente (se tuo figlio potesse parlare, probabilmente userebbe una parola più forte, come minimo "pesante"). Al dargli il ciuccio dopo ogni cucchiaiata, il riflesso di suzione gioca al bambino un brutto scherzo: il piccolo, invece di sputare, inghiotte. Dura un paio di giorni e sembra che funzioni, ma sicuramente presto smetterà di funzionare. Il bambino si ammalerebbe se continuasse a mangiare tutto per molto tempo, e la natura raramente permette che questo succeda. Troverà il modo di sputare, nonostante il ciuccio, o imparerà a vomitare.

Le incursioni notturne

Ho una bambina di 13 mesi che ha un comportamento un po' strano all'ora di mangiare e in realtà non mangia, cioè, sebbene io le dia cose diverse lei non si preoccupa di assaggiarle (come se la spaventasse il cibo). Ma la cosa strana è che, se alla fine le preparo un biberon, rifiuta anche quello, ma se dopo, mentre dorme, glielo torno a dare, allora sì che se lo prende tutto intero (con cereali inclusi); 600 o 700 ml di latte con cereali è quello che prende in 24 ore. E' una bambina che non sembra avere mai fame. Può odiare il cibo una bambina che non è mai stata costretta a mangiare?

Non è mai stata costretta a mangiare? E cosa fa allora quando le infila in bocca più di mezzo litro di latte con cereali mentre dorme? Ovviamente, la gente non lega il proprio figlio alla sedia. Quando parliamo di obbligare o forzare un bambino ci riferiamo a tutti i metodi, con le buone o con le cattive. Come si può sperare che durante il giorno abbia fame una bambina che ha preso più di mezzo litro di latte con cereali mentre dormiva? Sicuramente non le entra più niente.

I paragoni odiosi

Secondo una conosciuta storia apocrifa, Caino era un cattivo mangiatore. Mentre gli faceva l'aereo (o lo pterodattilo?) con il cucchiaio, Eva era solita incoraggiarlo dicendo: "Andiamo, sii buono! Guarda tuo fratello Abele come finisce tutta la verdurina!" Già sai quello che successe dopo, vero?

Poche volte ci rendiamo conto di quanto questi paragoni diano fastidio ai nostri figli. E anche agli altri bambini con i quali li paragoniamo. "Guarda Monica, ha già finito il suo panino". "Stiamo a vedere quando imparerai a salutare le persone, come fa Monica". E nostra figlia, furiosa, e la povera Monica che cerca di fare l'indifferente mentre pensa "Terra, inghiottimi".

Ti piacerebbe che lo facessero a te? Prova a immaginare mentre stai prendendo un caffè e parlando con la tua migliore amica. In questa situazione entra tuo marito, e ti spiattella in faccia: "Vediamo se impari a curarti un poco. Guarda Luisa, come si pettina bene, e che pelle ha, e quanto è magra. Tu devi sempre andare in giro sciatta". E se ne va, tutto tranquillo, e tu resti con Luisa... Quale delle due parlerebbe per prima?

Come padre, mi capita più volte di avere una sensazione quasi sgomenta quando, all'uscita di scuola, do alle mie figlie il panino della merenda. A qualche madre succede di prendere le mie figlie come esempio: "Guarda che panino grande mangerà Fulanita..." Cosa faccio adesso? Faccio finta di niente e me la svigno o le corro dietro e le spiego che il panino lo mangerà se

avrà voglia, che a volte ne lascia metà e che a volte non lo
tocca, che già penso di mangiare vari resti di panino e che questa è la *mia* merenda...?

La corruzione

A molti genitori disperati sembra una buona idea "comprare" al
proprio figlio qualcosa, in modo che mangi. Il dottor
Illingworth, nell'opera che abbiamo già citato, menziona il caso
di un bambino che riunì una estesa collezione di macchine in
miniatura.

Curiosamente, qualcuno si è preoccupato di investigare sull'efficacia di questo tipo di corruzione. In un esperimento[11] si offrì un
nuovo alimento a due gruppi di bambini. A uno dei due gruppi
veniva promesso un premio nel caso in cui lo avessero assaggiato; all'altro gruppo veniva messo il piatto semplicemente davanti, lasciando liberi i bambini di fare ciò che volevano. Dopo alcuni giorni i bambini ai quali erano stati offerti premi consumavano
una minor quantità del nuovo alimento rispetto agli altri. E biso-
gnerebbe essere stupidi per non rendersi conto del perché: "Non
deve essere molto buono, se mi offrono un premio".

Stimolanti dell'appetito

Abbiamo un bebé di quasi 11 mesi che da quando è
nato ci sta facendo preoccupare perché non ha mai
mangiato bene (ho potuto dargli il seno solo per un
mese e mezzo) e a 3 mesi dovevamo già dargli il
latte con il cucchiaio perché non voleva succhiare
ed era l'unica maniera di fargli mangiare qualcosa.
A 5 mesi l'ho portato da un nuovo pediatra che mi
ha prescritto uno stimolante dell'appetito chiama-
to Pantobamin, che ha fatto effetto stupendamen-
te per il mese e mezzo in cui glielo abbiamo dato,

ma appena abbiamo smesso siamo tornati alla solita situazione. Successivamente, a 9 mesi, glielo abbiamo ridato: non gli ha fatto lo stesso effetto, ma mio figlio mangiava meglio. Però adesso, da quando abbiamo smesso di darglielo, la situazione è molto peggiorata perché il bambino fa quello che non aveva mai fatto, cioè vomitare; inoltre, da quando gli diamo il cucchiaio (dalla prima cucchiaiata) comincia con dei conati che ritengo preoccupanti perché se non vomita la colazione, vomita il pranzo oppure la merenda e, se abbiamo resistito, sicuramente sarà la cena. L'ora del pasto è diventata un inferno. Sua madre, che è la persona che sta più tempo con lui, ha bisogno di uno psichiatra perché, fra l'altro, è molto preoccupata perché pensa che il bambino non crescerà come gli altri.

Sul mercato esistono due tipi di stimolanti dell'appetito: quelli che funzionano e quelli che non funzionano.

1. Quelli che *non funzionano* sono combinazioni più o meno fantasiose di vitamine e cose strane, abitualmente con un nome di impatto che fa riferimento al metabolismo, alla crescita, al dinamismo, alle trasfusioni o a qualcosa del genere. Sono l'equivalente moderno di quel "tonico curatutto del dottor Mc Sempronio" che vendono i ciarlatani nelle pellicole del Far West (di fatto, alcuni contengono anche alcol). In generale, a piccole dosi e per brevi periodi, sono abbastanza innocui; ma non sempre sono esenti da pericoli. Si può sempre avere un'allergia a qualcuno dei loro componenti o ai loro eccipienti e coloranti, e sono stati descritti effetti tossici di alcune piante "stimolanti", come il ginseng. Inoltre, alcune vitamine e minerali possono essere tossici se consumati in eccesso.

Quasi tutti i medici sono d'accordo nel considerare questi "tonici" assolutamente inutili, ma molti li prescrivono come placebo.

Un placebo (in latino "compiacerò") è un falso farmaco che si dà al paziente perché sia contento. A volte, scrivere una ricetta "purché stia zitto", è più facile e rapido che spiegare al paziente la verità. E' anche certo che alcuni pazienti esigono un farmaco qualunque esso sia e a volte il medico deve arrendersi e prescrivere un placebo inoffensivo per timore che il paziente compri un farmaco più pericoloso (in Spagna, purtroppo, è molto facile avere farmaci senza ricetta) [anche in Italia *N.d.T.*].

2. Quelli che funzionano sono farina di un altro sacco. Quasi tutti contengono ciproheptadina (mischiata con diverse vitamine per distinguere una marca dall'altra).
E' importante tenere conto del fatto che la "voglia di mangiare" non sta nello stomaco, come l'amore non sta nel cuore. L'appetito sta nel cervello. La ciproheptadina (e qualche suo parente come la dihexazina) agisce sul centro cerebrale dell'appetito, esattamente come le pillole per dormire agiscono sul cervello. La ciproheptadina è, in realtà, uno psicofarmaco e i suoi principali effetti secondari sono di questo tipo: sonnolenza (un effetto frequente che può intaccare il rendimento scolastico), secchezza delle fauci, mal di testa, nausea; e, più raramente, crisi ipertensive, agitazione, confusione o allucinazioni e diminuzione della secrezione dell'ormone della crescita (piccoletto e grasso, per arrotondare il successo del trattamento!). L'intossicazione (se il bambino prende il flacone e decide di ingoiarselo tutto) può produrre sonno profondo, debolezza, scoordinazione muscolare, convulsioni e febbre.
Ovviamente questi effetti secondari gravi sono molto rari; non ne parliamo perché non vogliamo che la mamma, che qualche volta ha dato a suo figlio uno di questi sciroppi, si spaventi (se le raccontassimo tutti i possibili effetti secondari di medicine assolutamente abituali come la amoxicillina o il paracetamolo, si prenderebbe lo stesso un bello spavento). Ogni volta che prendiamo un farmaco ci assumiamo un rischio; l'importante è che quando si è malati e si ha bisogno di cure il rischio sia

molto inferiore al beneficio. Il problema degli stimolanti dell'appetito è che i bambini che li prendono non sono né malati né hanno bisogno di cure; il beneficio è nullo e qualunque rischio, per piccolo e remoto che sia, risulta inammissibile.

Ma, senza dubbio, il pericolo più grande della ciproheptadina è proprio il fatto che funziona: il bambino mangia di più. Più di quello di cui ha bisogno, più di quello che dovrebbe mangiare. Per fortuna, l'effetto sparisce velocemente smettendo di prendere il farmaco e la maggior parte dei bambini tornano a perdere in pochi giorni il peso che avevano preso (se avevano preso qualcosa). Questo "effetto rimbalzo" solitamente dimostra alla famiglia che il farmaco è inutile e quindi smettono di usarlo. Ma alcune famiglie cadono nella tentazione di usarlo in maniera continua, per mesi e anche anni. Che effetto può avere su un bambino mangiare più del dovuto durante mesi o anni e, inoltre, far meno esercizio fisico a causa della sonnolenza? Nessun effetto positivo, sicuramente.

Per far mangiare i bambini sono state usate anche erbe e diversi prodotti "naturali". Tutti questi rimedi, per molto "naturali" che siano, possono venire classificati in uno dei due gruppi precedenti: quelli che funzionano e quelli che non funzionano (il problema è che a volte non abbiamo dati sufficienti per distinguerli). Se non funzionano, perché perdere tempo e denaro? E, se funzionano, i loro pericoli saranno simili a quelli della ciproheptadina. Primo, perché se aumentano veramente l'appetito, probabilmente agiscono sul cervello; secondo, perché non si può fare in modo che un bambino mangi più del necessario senza che, alla lunga, questo pregiudichi la sua salute.

Fortunatamente, sembra che siano già passate di moda le chine e altre bevande alcoliche che si usavano fino a qualche anno fa per stimolare l'appetito. Senza dire che mai si deve dare dell'alcol a un bambino.

In definitiva gli stimolanti dell'appetito sono inutili quando non funzionano e pericolosi quando funzionano; la loro efficacia è passeggera e hanno un effetto rimbalzo. Non si devono mai usare.

Un testimone di prima mano

E cosa direbbero i nostri figli se potessero parlare? Forse qualcosa del genere:

> Da quando ho compiuto nove mesi ho cominciato a notare che i miei genitori sono un po' insistenti con il cibo. Fino ad allora mi davano da mangiare abbastanza bene; ma da quel momento hanno iniziato a volermi dare un cucchiaio in più quando invece io avevo già finito, e un giorno hanno provato ad infilarmi in bocca una cosa gelatinosa e ripugnante che chiamavano "cervello" e che dicevano fosse molto nutriente. All'inizio erano avvenimenti isolati ai quali non ho dato molta importanza. Di tanto in tanto, per renderli felici mangiavo il cucchiaio in più sebbene poi restassi appesantito per tutto il pomeriggio e dovessi prendere un cucchiaio in meno per cena. Adesso mi pento e penso che forse sarebbe stato meglio essere più rigoroso fin dall'inizio. Sarà vero ciò che dicono che se cedi ai tuoi genitori, anche solo una volta, li vizi e poi continueranno sempre a pretendere lo stesso trattamento? Io ho sempre pensato di educare i miei genitori con pazienza e dialogo, lungi dagli autoritarismi del passato... ma adesso, visto ciò che è successo, non so più cosa pensare.
> Il vero problema è cominciato un mese e mezzo fa, quando avevo dieci mesi. Improvvisamente, ho cominciato a sentirmi male. Mi facevano male la testa, la schiena e la gola. Il mal di testa era la cosa peggiore: qualunque rumore rimbombava e mi percorreva il corpo da sotto a sopra e da sopra a

sotto. Quando la nonna mi diceva "cucci cucci" (lei mi chiama così e a me, veramente, quasi piace più di Jonathan) sentivo che la testa stava per scoppiarmi. E, per di più, non potevo nemmeno sfogarmi piangendo, come altre volte, perché il mio stesso pianto mi risuonava nelle orecchie ed era sempre peggio. Questa specie di plastilina giallastra che a volte appare nel mio pannolino (non so da dove esca ma la mamma non mi ci lascia mai giocare) anch'essa era cambiata: faceva cattivo odore e mi faceva spellare il culetto. Alberto, un amico del parco, che ha già tredici mesi, mi disse che era dovuto a un virus e che non era grave; e credo che di questo i miei genitori non devono capirne tanto quanto Alberto, perché sembravano preoccupati, come se non sapessero che fare.

Per quasi una settimana non ho potuto nemmeno inghiottire. Fortunatamente c'è il latte della mamma che riesce sempre a entrare bene; ma la pappa proprio non riusciva a scendere, mi si bloccava nella gola tanto che finivo col vomitare. E la cosa strana è che non avevo nemmeno fame. Io dicevo ai miei genitori cosa mi stava succedendo, ma loro non capivano niente. A volte mi dispero con loro e penso che sarebbe ora che imparassero a parlare. Capivano tutto al contrario. Io piangevo piano e a lungo, dicendo "abbracciami tutto il tempo" e loro mi lasciavano nella culla. Io facevo una faccia che diceva chiaramente "oggi, veramente, non mi va niente" e loro vai col darmi ancora più cibo. Io facevo smorfie che dicevano "un cucchiaio in più e vomito" e loro si arrabbiavano e gridavano, e dicevano non so quali assurdità.

Per fortuna, il mal di testa e tutto ciò è durato solo qualche giorno. Ma i miei genitori non sono tornati ad essere gli stessi di sempre. Continuano impegnandosi nel darmi cibo che non voglio. E non un solo cucchiaio in più, come prima; ora pretendono che mangi il doppio o il triplo del normale. Si comportano in maniera molto strana: a momenti sono euforici e fanno il verso degli indiani con il cucchiaio gridando "l'aereo, guarda l'aereo! brrrr-ruuum" ed un momento dopo diventano aggressivi e cercano di aprirmi la bocca con la forza, o si deprimono e si mettono a piagnucolare. Chissà, forse il virus ha contagiato anche loro, e forse anche a loro sta facendo male la testa e la schiena. Comunque sia, il fatto è che l'ora di mangiare è diventata un vero supplizio; al solo pensarlo mi viene voglia di vomitare, e mi passa la poca fame che ho...

Capitolo IV
Calendario dell'alimentazione

E' impossibile dare, su base scientifica, raccomandazioni dettagliate sull'alimentazione infantile. I comitati di esperti che hanno affrontato il tema sono stati straordinariamente cauti e le loro conclusioni sono molto generali:

Le raccomandazioni della ESPGAN

In Europa abitualmente si fa riferimento alle norme della Società Europea di Gastroenterologia e Nutrizione Pediatrica[14] (ESPGAN), pubblicate nel 1982. Esperti di nove Paesi, dopo aver analizzato numerosissimi studi scientifici, hanno stabilito sette raccomandazioni che trascriviamo testualmente:

1. Nel consigliare, bisogna considerare l'ambiente socio-culturale della famiglia, l'attitudine dei genitori e la qualità della relazione madre-figlio.
2. In generale, il *Beikost* non deve essere introdotto prima dei 3 mesi né dopo i 6 mesi. Si deve incominciare con piccole quantità e sia la varietà che la quantità devono aumentare poco a poco.
3. A 6 mesi non più del 50% dell' energia ingerita dal bambino deve provenire dal *Beikost*. Per il resto del primo anno, il latte materno, quello artificiale o i prodotti lattei equivalenti devono essere dati in quantità non inferiore a 500 ml al giorno.
4. Non è necessario specificare il tipo di *Beikost* (cereali, frutta, verdure) che deve essere introdotto per primo. Rispetto a ciò si deve tener conto delle

abitudini nazionali e dei fattori economici. Non è necessario fare raccomandazioni dettagliate sull'età alla quale bisogna introdurre proteine animali differenti da quelle del latte; però probabilmente è meglio ritardare fino a 5 o 6 mesi l'introduzione di certi alimenti altamente allergenici, come l'uovo e il pesce.

5. Gli alimenti contenenti glutine non devono essere introdotti prima dei 4 mesi. E può inoltre essere raccomandabile ritardarli ancora, fino a 6 mesi.

6. Gli alimenti con un contenuto in nitrati potenzialmente alto, come gli spinaci o la barbabietola, devono essere evitati durante i primi mesi.

7. Bisognerà fare particolare attenzione all'introduzione del *Beikost* per i bambini con una storia familiare di intolleranze o allergie, soprattutto per quel che riguarda gli alimenti potenzialmente molto allergenici i quali devono essere strettamente evitati durante il primo anno.

Sebbene le norme dell'ESPGAN siano redatte in inglese, impiegano la parola tedesca *Beikost* per riferirsi a qualsiasi cosa ingerita dal bambino che non sia né latte materno né latte artificiale. Include, quindi, succhi e infusi, pappe, biscottini, biberon arricchiti con farina o panini con il salame. L'espressione equivalente sarebbe *alimentazione complementare;* in inglese parlano abitualmente di *solids*. Per una traduzione eccessivamente letterale, molti libri tradotti dall'inglese parlano di "introduzione dei solidi". C'è sempre qualche furbo che si aggrappa a questo errore (o sfumatura) come ad un'ancora di salvezza: "Vedi, i solidi a sei mesi, ma non dice niente dei liquidi. Quindi il succo d'arancia e le due cucchiaiate di farina in ogni biberon si devono dare molto prima". Ma deve restare chiaro che, in questa accezione, l'inglese *solids* si riferisce anche agli alimenti liquidi o pastosi; alla stessa maniera, parlando della "prima pappa", ci possiamo riferire anche a un qualsiasi alimento che non sia necessariamente triturato. Niente fino a sei mesi, né biberon "arricchiti", né succhi, né camomille... Niente.

Le raccomandazioni della AAP

In America si seguono generalmente le raccomandazioni dell'Accademia Americana di Pediatria (AAP)[15], pubblicate nel 1981. Come quelle europee non danno nessuna raccomandazione dettagliata sull'ordine o la quantità dei distinti alimenti. Danno invece un orientamento generale che ci sembra molto interessante. L'introduzione di altri alimenti non si fa tanto in funzione dell'età quanto del grado di sviluppo del bambino. La creatura è pronta a ingerire altri alimenti quando:

• E' capace di stare seduto senza aiuto (sarebbe molto difficile dare da mangiare a un bambino che cade a destra e a sinistra).
• Perde il riflesso di estrusione, che fa sì che i bambini spingano fuori il cucchiaio con la lingua. Probabilmente, l'utilità originaria di questo riflesso è di impedire che i bambini molto piccoli inghiottano mosche, pietre o varie porcherie: finché non hanno sufficiente discernimento per distinguere ciò che si mangia da ciò che non si mangia, per non sbagliare, sputano tutto. Pochi spettacoli sono così penosi come quello di una madre che cerca di dare la pappa a un bimbo che ha ancora il riflesso di estrusione: pappa sul bavaglino, sul pannolino, sui capelli, sul seggiolone, sul pavimento... pappa da tutte le parti eccetto che nella bocca dell'angioletto.
• Mostra interesse per il cibo degli adulti. Un giorno o l'altro, quando ti vedrà mangiare, tuo figlio cercherà di prendere un poco del tuo cibo.
• Sa mostrare di aver fame e di essere sazio con i suoi gesti. Al vedere avvicinarsi un cucchiaio, il bambino che ha fame apre la bocca e muove la testa verso il cucchiaio. Invece il bambino che è sazio chiude la bocca e gira la testa di lato. In questo modo la madre sa che suo figlio non vuole più mangiare. Quando il bambino è ancora troppo piccolo per mostrare chia-

ramente la sua sazietà, si corre il rischio che la madre, senza rendersene conto, gli dia più cibo di quello che lui vuole. Posto che mai, mai, e poi mai si deve obbligare un bambino a mangiare, non bisogna dare pappe a nessun bebé che ancora non sappia rifiutarsi di mangiare quando non ha più fame.

I nordamericani insistono anche sulla necessità di introdurre i nuovi alimenti uno ad uno, in piccole quantità e con almeno una settimana di separazione. Così si può vedere che effetto fanno al bambino.

Nel 1997, una nuova dichiarazione dell'AAP sull'allattamento materno[16] raccomanda:

• Allattamento materno esclusivo e a richiesta fino a 6 mesi.
• Aggiungere altri alimenti a partire dai 6 mesi, continuando l'allattamento materno come minimo fino all'anno, e successivamente per tutto il tempo che madre e figlio lo desiderino.

Le raccomandazioni dell'OMS e dell'UNICEF

Questi organismi internazionali raccomandano[17], fra le altre cose:

• Dare esclusivamente latte materno fino a 6 mesi.
• Offrire altri alimenti complementari a partire dai 6 mesi, benché "se lo sviluppo continua ad essere adeguato, potrebbe non essere necessario introdurre altri alimenti fino a sette o persino otto mesi".
• Continuare a dare il seno, assieme ad altri alimenti, fino a 2 anni o più.
• Variare gli alimenti.
• Dare il seno prima degli altri alimenti, in modo che la madre continui ad avere molto latte.
• I minori di 3 anni dovrebbero mangiare cinque o sei volte al giorno.

• Aggiungere un poco di olio o burro alle verdure, perché contengano più calorie.

Fantascienza e alimentazione infantile

Come possiamo vedere, le raccomandazioni degli esperti di tutto il mondo non sono per niente dettagliate. Non c'è nessuna indicazione sull'ordine dei diversi alimenti, sull'età alla quale si introduce ognuno di essi, e ancor meno sulla quantità, l'ora del giorno o il giorno della settimana nel quale si devono offrire al bambino. Tuttavia è facile leggere norme incredibilmente dettagliate. Per esempio:
"Alle 13 un purè di verdure con 50 gr di parota, 30 gr di capata, 30 gr di fiselli. I lunedì, mercoledì e venerdì aggiungere mezzo petto di rampollo: i martedì, giovedì e sabato, 50 gr di panzo... Alle 17, mezza pela, mezza manana, mezza bara, il succo di mezza plancia..."
Abbiamo usato nomi di alimenti immaginari per evitare che qualche madre, leggendo rapidamente, decidesse di appuntarsi la ricetta.
Sicuramente qualche volta avrai sentito o letto istruzioni simili a queste. Ed è anche possibile che abbia cercato di seguirle. Non ti è mai venuta la curiosità? Perché, per esempio, la frutta di pomeriggio e non di mattina? Perché 50 gr di patate e non 40 gr? Cereali a 6 mesi e frutta a 7 o prima la frutta e dopo i cereali? Mezza banana grande o mezza banana piccola? Perché mezza pera e mezza mela e non un giorno pera e un altro giorno mela?
Se qualche madre ha cercato di formulare a voce alta qualcuna di queste domande, può darsi che abbia ricevuto un presuntuoso "perché sì", o un conciliante "in realtà non è importante", oppure ancora un imbarazzante silenzio. Alcune madri hanno ascoltato risposte veramente originali.
Un'amica francese, ad esempio, che vive in Spagna, chiese al suo pediatra se era imprescindibile mescolare cinque tipi di frutta nella stessa pappa, perché nel suo Paese (o almeno nella sua

città) si usava dare un tipo di frutta diverso ogni giorno. "E' che questo è un miscuglio perfettamente equilibrato", le fu risposto. In altre occasioni abbiamo sentito dire che i cereali devono essere mescolati necessariamente con il latte perché, se si preparano solo con acqua, la loro densità calorica (cioè la quantità di calorie per millilitro) sarà troppo bassa. L'idea è ingegnosa, ma lascia un mistero irrisolto: perché non aggiungiamo latte alla frutta o alla verdura, la cui densità calorica è molto più bassa di quella dei cereali?

E' curioso, inoltre, che le raccomandazioni dettagliate quasi mai coincidano. Non sono coincise negli anni passati (si veda l'appendice "Un po' di storia"), e non coincidono attualmente. In libri differenti, in Paesi differenti, in città differenti, in quartieri differenti, vengono dati alle madri calendari di alimentazione totalmente differenti. Conosco un centro medico nel quale lavorano quattro pediatri. Le infermiere sono state incaricate di consegnare alle madri le istruzioni scritte sull'alimentazione del bambino. "Qual è il suo pediatra?", chiedono prima di consegnare il foglio. Ci sono quattro fogli differenti!

Perché i veri esperti non danno norme più dettagliate sull'alimentazione dei bambini? Perché possono fare solo raccomandazioni che abbiano una base scientifica. Non sempre sarà una base assolutamente solida e sarà comunque soggetta a revisione a causa di nuove scoperte... ma, almeno, sarà una base.

Diciamo, per esempio, che i bambini che prendono solo il seno non hanno bisogno di bere acqua perché grazie a diversi esperimenti fatti in climi caldi, anche desertici, è stato provato che i bambini che vengono allattati (a richiesta, chiaramente) e non bevono acqua stanno benissimo.

 Diciamo che gli "infusi per bambini", queste polverine che si sciolgono in acqua per fare "camomilla", non sono per nulla consigliabili per i bambini perché sono stati osservati centinaia di casi di carie grave causata dal loro alto contenuto in zuccheri.

Diciamo che non bisogna dare nient'altro che il seno fino a sei mesi. In uno studio scientifico[18], alcuni bambini sono stati distribuiti a caso in due gruppi. Alcuni prendevano solo il seno fino a sei mesi e quindi cominciavano con le pappe (oltre al seno). Altri cominciavano con le pappe a quattro mesi. Quelli che avevano cominciato prima le pappe non aumentarono maggiormente di peso né si osservò alcun vantaggio; però fu provato che prendevano meno il seno. Ancora non si è fatto nessuno studio scientifico confrontando la prima pappa a sei mesi o a otto mesi, è possibile che nei prossimi anni avremo nuove sorprese.

Diciamo che gli alimenti con glutine vanno introdotti più tardi perché si è visto che, quando si introducono troppo presto, alcuni bambini hanno gravi attacchi di celiachia (una malattia dell'intestino che è tanto più grave quanto prima si manifesta).

Diciamo che si debba ritardare l'introduzione di alcuni alimenti considerati potenzialmente allergizzanti come il latte, le uova, il pesce o la soia. Infatti si è visto che, quanto prima si introducono questi alimenti, tanto maggiore sarà il pericolo che il bambino sviluppi un'allergia nei loro confronti.

Ma che dati abbiamo per raccomandare i cereali prima della frutta o viceversa? Nessuno. Solo opinioni personali di differenti signori: "Io credo che bisogna cominciare con i cereali perché contengono più proteine". "Stupidaggini! Bisogna cominciare con la frutta che contiene più vitamina C".

Per non avere dubbi, avremmo bisogno di fare un esperimento: dare a cinquanta bambini prima la frutta, ad altri cinquanta i cereali, e vedere cosa succede. Ovviamente tutte le altre pappe e le altre condizioni dovrebbero essere identiche per i due gruppi.

Nessuno ha fatto ancora questo esperimento e, probabilmente, nessuno lo farà mai.

Ma supponiamo che qualcuno lo faccia. Qual è il risultato da misurare? La mortalità infantile? No, certamente, nessun bambino morirà con nessuna delle due diete. Con quale delle due diete ha più allergia? Questo servirebbe per paragonare la frutta con il pesce; è stato già fatto e per questo diamo il pesce più tardi. Però, per quanto riguarda le allergie, tra frutta e cereali, considerato tutto ciò che sappiamo, non ci sarebbe molta differenza. Che tipo di cibo gli piace di più, quale accettano meglio, quale vomitano meno? Supponendo che ci siano differenze, probabilmente saranno individuali; ad alcuni piacerà di più la frutta e ad altri i cereali. E' meglio fare delle prove e dare al bambino quello che a lui piace, non quello che piace al 70% dei bambini in un esperimento.

E' chiaro che non tutti gli effetti si possono vedere a breve termine. Se aspettassimo alcuni mesi, forse comparirebbero delle differenze fra i due gruppi. Potrebbe succedere che a un anno gli uni pesino più degli altri, ad esempio. Ma questo ci mette di fronte a una difficile decisione: è meglio la dieta con la quale aumentano più di peso perché evita la denutrizione, o la dieta con la quale aumentano meno perché previene l'obesità? Nella maggior parte del mondo, il problema grave è la denutrizione; ma nei Paesi industrializzati quasi nessuno muore per denutrizione, mentre invece l'obesità è una autentica epidemia, con gravi conseguenze per la salute.

Forse la cosa importante non è vedere quali sono più grassi e quali più magri, ma quali sono più sani. Aspettiamo un po' di più per vedere quali camminano prima, o quali cominciano a parlare più rapidamente e con un vocabolario più ricco? Ma a cosa servirebbe cominciare a parlare prima, se poi si viene bocciati a scuola? E a cosa serve avere buoni voti a scuola, se poi non si trova lavoro? E in tarda età, la dieta che ha seguito il bambino influirà sul suo stato di salute? Avrà più o meno colesterolo, più o meno cancro, più o meno infarti...?

Insomma, il nostro studio scientifico potrebbe durare trenta o cinquanta anni... e, probabilmente, non troveremmo nessuna importante differenza fra quelli che cominciarono con la frutta e quelli che cominciarono con i cereali. O forse sì, può darsi che troveremmo delle differenze; allora avremo un nuovo problema: cosa facciamo con il risultato?

Immaginiamo, ad esempio (tutto ciò che segue è totalmente inventato), che i bambini che hanno cominciato con la frutta pesino 150 gr in più all'anno rispetto a quelli che hanno cominciato con i cereali; comincino a camminare tre settimane prima, prendano voti peggiori in matematica a 10 anni, ma voti migliori in educazione civica a 15 anni; abbiano meno problemi di disoccupazione a 25 ma abbiano impieghi peggio retribuiti; abbiano il colesterolo più alto ma la pressione più bassa; soffrano un 15% in più di cancro allo stomaco a 40 anni ma un 20% in meno di artrosi a 50...

Tu sei la madre, hai tutti questi dati in mano, come supposto completamente affidabili e sicuri, e devi prendere una decisione: cominci con la frutta o con i cereali?

E' chiaro che abbiamo iniziato con un po' di pessimismo: prima abbiamo supposto che non venga trovata nessuna differenza importante; dopo abbiamo invece supposto che si evidenzino differenze significative, ma in diverso senso, che praticamente arrivano ad annullarsi. Esiste però anche una terza possibilità (sebbene molto remota): che il nostro studio scopra differenze chiare fra le due diete. Immaginiamo venga scientificamente dimostrato, oltre qualsiasi dubbio, che quelli che cominciano con la frutta sono, per tutta la loro vita, più sani, belli, svegli e felici di quelli che cominciano con i cereali. Verificarlo ci è costato più di 50 anni. Offriamo, felici e orgogliosi, i nostri risultati al mondo. E, invece di un'ondata di ringraziamenti, raccogliamo un'inondazione di nuove domande: e se cominciamo con la verdura, o con il pollo? Cominciamo a sei mesi, a sette o a sette e mezzo...? Cominciamo dalla mela, dalla pera o dalla banana? Nel mio Paese non si coltivano mele e pere, comincio con il mango, l'ananas o la papaia? Mezza mela o una intera? Golden, Stark o Renetta? Hanno le stesse vitamine se sono appena raccolte o se sono state conservate in cella frigorifera? Con la buccia perché ha più vitamine o sbucciata perché nella buccia ci sono i pesticidi? Dovremmo cominciare un nuovo studio scientifico per rispondere a ognuna di queste domande.

Per questo motivo abbiamo cominciato questo paragrafo dicendo che questo tipo di studi non si sono mai fatti né si faranno. Non avremo mai la risposta.

Seconda parte
Che fare se già non mangia

Capitolo V
Un esperimento che cambierà la tua vita

Tua figlia non mangia ed è così da mesi, forse da anni. Le hai provate tutte, ma la situazione non migliora. Aspetti con terrore l'ora di mangiare e la maggior parte dei giorni si conclude con pianti tuoi e di tua figlia.

Tua figlia non cambierà. Non, almeno, finché il suo corpo non le chiederà più cibo, forse verso i cinque anni o forse durante l'adolescenza. Tua figlia di tre anni non può domani, o il prossimo lunedì, venirti a dire: "Mamma, ci ho pensato e ho deciso che a partire da adesso mangerò tutto quello che mi darai senza protestare. Così comprenderai che ti voglio tanto bene e spero che la nostra relazione migliori dopo questo gesto di buona volontà". Tua figlia non è capace di pensare questo e, se lo facesse, sarebbe incapace di mantenere la sua promessa (poiché, come ho già spiegato, è incapace di mangiare più di quello di cui ha bisogno senza ammalarsi).

Quindi, l'unica speranza di un cambiamento dipende da te. Tu sì che puoi dire a tua figlia: "Figlia mia, ci ho pensato e ho deciso che a partire da adesso non ti obbligherò a mangiare quando non avrai fame, né ti darò cibi che non ti piacciono". Tu sì che puoi (sebbene sicuramente ti costerà fatica) mantenere la tua parola.

Sia chiaro che non stiamo proponendo un nuovo metodo perché tua figlia mangi di più. Mangerà come prima, poco più o poco meno. Ma mangerà contenta e felice, e in un tempo ragionevole invece che in due ore di pianti, litigi e vomiti.

Sia anche chiaro che non stiamo parlando di prendere tua figlia per fame. L'idea non è: "Sei una bambina maleducata, ora mi porto via il piatto e saprai cosa significa avere fame. Quando vorrai mangiare me lo chiederai per favore". Questo, oltre che ingiusto, sarebbe pericoloso; vorrebbe dire iniziare con tua figlia un braccio di ferro del tipo "vediamo chi è la più testarda", nel quale solitamente vincono i bambini. Se usato in questo modo, con l'implicazione di un castigo (il che può essere fatto anche senza pronunciare queste parole o addirittura tacendo), il metodo del "non obbligare" non sarà destinato al successo, come mi è stato più volte confermato da qualcuno che ha provato.

Esattamente al contrario, ciò che sosteniamo è il rispetto della libertà e dell'indipendenza dei bambini. La formula corretta è "Non hai più fame, tesoro? Bene, allora lavati i denti e vai a giocare".

Per la maggior parte delle madri, soprattutto quando si portano dietro anni di lotta a causa del cibo, è molto difficile realizzare questo cambiamento e smettere di obbligare i propri figli. Tutti i cambiamenti sono difficili e la questione del mangiare è particolarmente angosciante. Ho conosciuto madri che, i primi giorni in cui cercarono di non obbligare i loro figli, dovettero andare a piangere in un'altra stanza. Pensi, sinceramente, che tua figlia non mangerebbe se non la obbligassi. Pensi che diventerebbe anemica o addirittura che "morirebbe di fame".

Ma tua figlia non può fare "flop!" e morire di fame. Per ammalarsi gravemente deve prima di tutto perdere peso. Molto peso. Ricordi come ha perso peso quando è nata? Molti bambini perdono un quarto di chilo in due giorni e lo recuperano prima di una settimana senza nessun problema. Se tua figlia non mangia perderà peso. Deve perderne molto perché realmente esista un pericolo. Quei piccoli bambini denutriti dell'Africa che vediamo nelle fotografie hanno perso (o non hanno mai preso) 5 o 7 kg.

Quindi esiste un modo molto semplice con il quale puoi controllare lo stato di salute di tua figlia e assicurarti che non corra nessun pericolo: una semplice bilancia. Finché tua figlia non perderà un chilo di peso non ci sarà nessun problema. Dico un chilo (forse qualcosa in meno in bambini piccoli, diciamo un 10% del peso) perché oscillazioni minori di peso sono totalmente normali, e tu diventeresti pazza se ci facessi caso. Se pesi tua figlia prima e dopo aver bevuto un bicchiere d'acqua, vedrai che avrà preso un quarto di chilo. E se la pesi prima e dopo aver fatto pipì e cacca, ne avrà perso quasi mezzo. Meno di un chilo non ha importanza, ed è ancora molto lontano da ciò che potrebbe essere pericoloso.

E se addirittura non ti convincono gli argomenti esposti in questo libro, se continui a essere convinta che tua figlia "se non la obbligano, non mangia", ti prego di provare il metodo come se fosse un esperimento. Non hai niente da perdere. Da mesi o anni continui così, le hai provate tutte. Se hai ragione tu, se non obbligandola tua figlia non mangia nulla, perderà un chilo, e lo perderà rapidamente (un neonato può perdere 250 gr in due giorni sia che prenda il latte dal seno o che lo prenda dal biberon, cosicché tua figlia può perdere un chilo in meno di una settimana, se veramente non mangia nulla). Se hai ragione tu, l'esperimento sarà durato solo una settimana o meno. Ritorna a obbligare tua figlia come prima e rapidamente recupererà il famigerato chilo. E tu avrai il diritto di raccontare a tutte le tue vicine che il libro del dottor Gonzáles è una sciocchezza.

Ma se ho ragione io, se, smettendo di obbligarla, tua figlia non perde un chilo, vorrà dire che ha mangiato lo stesso, sia obbligandola che non obbligandola. Quante ore dedichi a dare la colazione, il pranzo, la merenda e la cena a tua figlia? Molte madri dedicano più di quattro ore al giorno: quattro ore di pianti, grida e vomiti. Adesso tua figlia potrà impegnare circa un'ora al giorno nel consumare i quattro pasti e parte di quel tempo non dovrai neanche essere presente. Pensa alle cose che puoi fare con il tempo che ti rimane: leggere libri, scriverli, studiare pianoforte... o, semplicemente, fare altre cose più gradevoli con tua figlia: dedicare quelle ore a raccontarle storie, disegnare, fare costruzioni, giocare, aiutarla nei compiti... Se l'esperimento funziona, la tua vita, quella di tua figlia e quella di tutta la famiglia cambierà.

Riassumendo, l'esperimento è il seguente:

1. Pesa tua figlia su una bilancia. .
2. Non obbligarla a mangiare.
3. Ritorna a pesarla dopo un certo tempo.
4. Se non ha perso un chilo, continua a non obbligarla a mangiare e ritorna al punto 2.
5. Se ha perso un chilo, si è concluso l'esperimento. Fai ciò che preferisci.

Alcune puntualizzazioni importanti

La bilancia

Una semplice bilancia da bagno sarà sufficiente, se funziona bene, oppure puoi pesare tua figlia in farmacia. Dovrai pesarla sempre con la stessa bilancia e con gli stessi indumenti (o senza indumenti). Risparmierai preoccupazioni se la pesi alla stessa ora del giorno, ma non è imprescindibile. Puoi pesare tua figlia tutte le volte che vuoi. Io la peserei al massimo una volta alla settimana, ma se sei molto preoccupata puoi pesarla ogni giorno. Ma non provare in nessun modo a obbligare tua figlia se non ha perso un chilo. Naturalmente, l'esperimento si fa quando il bambino è sano; se ha una diarrea importante, l'influenza o la varicella, è facile che perda un chilo, sia che lo obblighi sia che non lo obblighi a mangiare.

Non obbligare a mangiare

Con nessun metodo, con nessuno stratagemma, né con le buone né con le cattive. So già che non leghi tua figlia alla sedia né la frusti. Dicendo "non obbligarla" vogliamo dire di non farle "l'aereo" con il cucchiaio; di non distrarla con canzoni o con la televisione; di non prometterle regali se mangia tutto, né minacciarla con castighi; non pregarla né suppliarla; di non fare appello al suo amore o alla mediazione della nonnina; di non paragonarla ai suoi fratelli né parlarle di bambine "buone" e "cattive"; di non fare dipendere il dessert dall'aver terminato gli altri piatti...

Esempio pratico di come non obbligare un bambino a mangiare

Supponiamo che oggi ci siano maccheroni, bistecca con patate e per frutta banana.

"Vuoi i maccheroni?" "Sì". Quanti maccheroni mangia solitamente tua figlia prima di iniziare la lotta? 5? Allora mettine 3 nel suo piatto. 3! Non 3 cucchiai o 3 mucchietti ma 3 maccheroni. Lascia che mangi da sola, con le sue dita o con la sua forchetta, se sa usarla.

Se li finisce non è necessario chiedere: "Vuoi altri maccheroni, vita mia?" Non è necessario; se ne vuole ancora li chiederà. Se nel giro di alcuni minuti non li ha mangiati chiedile: "Basta così? Non ne vuoi più?" Se dice di no, porta via il piatto senza fare una brutta faccia e senza recriminazioni; se dice di sì, ma non li mangia, avvertila amabilmente che, o li mangia velocemente o porti via il piatto, e fai come detto se dopo un po' non dà segno di mangiarli. I primi giorni tua figlia sarà tanto abituata a impiegare due ore a mangiare che il cambiamento potrà prenderla di sorpresa; cerca di essere flessibile e, se insiste per avere indietro il piatto, è meglio cedere.

Se tua figlia era abituata a essere imboccata, fai in modo che il lasciarla mangiare da sola non sembri un castigo o una mancanza di affetto. Se ti chiede di essere imboccata, fallo. Se vedi che non mangia ma neppure permette che le ritiri il piatto, puoi offrirti amabilmente: "Vuoi che ti aiuti a mangiare?" Ma non darle da mangiare se lei non lo ha chiesto o accettato, e smetti di darle da mangiare non appena inizia a rifiutare il cibo.

Può anche succedere che, all'inizio, non voglia neppure assaggiare i maccheroni. Allora senza alterarsi, senza una parola in più, offrile il secondo piatto.

Sia nel caso in cui abbia mangiato cinque maccheroni come nel caso in cui non ne abbia mangiato nessuno, ricomincia con il secondo piatto: chiedile se ne vuole, mettile nel piatto meno di quello che pensi (per la tua esperienza precedente) che mangerà senza rifiutarsi. Ricorda che il pezzo di bistecca che mangiano alcuni bambini di due o tre anni (se sono realmente affamati) è delle dimensioni di un francobollo postale. E se vuole solo patate, allora solo patate.

Quando non vuole più il secondo, passa alla frutta. Non cercare di corromperla con il dessert ("se finisci la carne ti do il gelato al cioccolato"), né ricattarla ("finché non finisci la carne non avrai il gelato"), e ancor meno ridicolizzarla ("bene, ecco qui il dolce; ma se la signorina aveva tanta fame, avrebbe potuto mangiare più carne") o colpevolizzarla ("chiaro, io mi ammazzo in cucina per preparare da mangiare ma la 'signora' preferisce uno yogurt"). Se non vuole neanche il dessert, a giocare.

Ricorda che la dimensione dei dessert industriali è pensata per un adulto. Quando lei mangia uno yogurt, ne mangia uno, non mezza dozzina. Non puoi aspettarti che tua figlia di 3 anni mangi la stessa quantità che mangi tu. Forse lo mangerà senza problemi (ma, chiaramente, sarà piatto unico). Ma se prima ha mangiato altre cose, è poco probabile che mangi più di un quarto di yogurt. Non è ragionevole aspettarsi che se lo finisca tutto.

Allo stesso modo quando lei mangia una banana, un'arancia o una mela, probabilmente mangerà solo un frutto. Nessuno prende un casco di banane e comincia a mangiarle staccandole come se fossero acini d'uva. Non è ragionevole pretendere che tua figlia mangi una banana o una mela intera, a meno che non sia piatto unico.

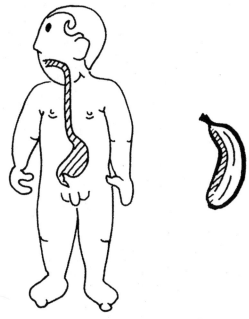

Un bambino di 9 mesi e una banana, nella stessa scala.
Come potrà mangiarla tutta?

Non usare nemmeno il castigo: "Bene ora ti conservo questi maccheroni e finché non li mangi, freddi e secchi, non mangerai nient'altro". A cena dalle quello che c'è per cena, come per tutti. (Naturalmente, in molte case si utilizzano i resti del pranzo per cenare. Fallo se è normale in casa tua, ma non farlo come castigo, né presentalo come tale.)
Supponiamo che tua figlia non prenda nulla a colazione, non mangi nulla a pranzo, non faccia merenda, non voglia nulla a cena. Ti preoccupa quello che potrebbe accaderle? Allora pesala. Se non ha perso un chilo, continua allo stesso modo. E' un buon momento per riflettere sull'andamento dell'esperimento: sei sicura che non ci sono altri membri della famiglia che cercano di obbligare tua figlia? Sicura che non hanno cambiato la

forza fisica con mortificazioni, insinuazioni e altre pressioni psicologiche?

Nonostante tutto è poco probabile che tua figlia passi tutto il giorno senza mangiare. Quasi sicuramente mangerà qualcosa e quasi sicuramente questo qualcosa sarà uguale a quello che mangiava prima dell'esperimento. In modo che, se la pesi il giorno dopo, probabilmente non avrà né preso né perso peso.

E' anche possibile che, sorpresa per la nuova libertà, tua figlia non mangi nulla all'ora del pasto e nel giro di un paio di ore le venga fame. Puoi darle da mangiare "tra i pasti" sempre e quando siano cose "sane": dallo stesso cibo che prima aveva rifiutato (se adesso lo desidera, mai come castigo) a qualsiasi alimento normale che si trova a portata di mano: una banana, uno yogurt, un panino... Cerca di evitare due errori: il primo, cambiare gli alimenti normali con dolci; il secondo, trasformarti in una schiava della cucina: una cosa è non obbligare tua figlia a mangiare e un'altra, molto diversa, dopo aver passato un'ora a preparare i maccheroni, dover passare un'altra ora in cucina perché tua figlia preferisce gli spaghetti. Se a un membro della famiglia, qualsiasi sia la sua età, non piace il menu del giorno, non è obbligato a mangiare, ma dovrà accontentarsi di un "pasto rapido" (almeno finché non imparerà a cucinare). Ogni privilegio tiene a braccetto una responsabilità, e al privilegio di cucinare ciò che uno desidera corrisponde la responsabilità di sopportare le proteste se il resto della famiglia vuole qualcos'altro. Per non dovere preparare un doppio menu ed evitare liti, in molte famiglie si finisce col cucinare solo ciò che piace ai figli. I maccheroni, il riso con il pomodoro e le patatine fritte diventano così i principali alimenti delle famiglie con figli piccoli.

Stando così le cose, forse sarai preoccupata per l'educazione e le buone maniere. Il cibo non si butta via, mi hanno insegnato da piccolo, e mi sembra ragionevole pretendere che i bambini mangino tutto ciò che hanno chiesto... ma non quello che altri hanno chiesto per loro. Inoltre, i bambini piccoli possono sbagliarsi e chiedere più di quello che sono capaci di mangiare; con il tempo andrà meglio. E' anche abitudine degli adulti mangiare ciò che ricevono anche se non piace; e, quando mangiamo a casa d'altri, tutti dissimuliamo e inghiottiamo (sebbene alcuni adulti non abbiano nessuna difficoltà a lasciare il piatto quasi pieno in un ristorante). Ma lo facevamo a cinque anni? In alcune famiglie si esige che nessuno si alzi da tavola finché i genitori non abbiano finito. Se qualcuna di queste norme "urbane" ti sembra importante, naturalmente devi insegnarla a tua figlia... ma non adesso. Adesso devi risolvere un problema grave; avrai tempo in futuro per insegnare, con amore e pazienza, le buone maniere. Non ci si può aspettare che un bambino di tre anni si comporti come una persona adulta.

Terza parte
Come prevenire il problema

Capitolo VI
Il seno senza conflitti

Un consiglio molto chiaro

Come quasi tutti i problemi, i conflitti con i bambini riguardo il cibo sono molto più facili da prevenire che da risolvere. Il titolo e il contenuto di questo libro difficilmente attrarranno l'attenzione delle coppie in attesa o dei genitori di bambini piccoli che ancora mangiano. La maggior parte dei miei lettori (o dovrei dire lettrici?) saranno genitori disperati perché loro figlio "non mangia" da mesi.

Ma non perdo la speranza. Forse sei incinta, o tuo figlio è ancora piccolo, e questo libro te lo ha prestato e raccomandato un'amica o cognata che ha vissuto quest'esperienza. O forse pensi di avere un altro figlio e ti piacerebbe non rivivere la stessa situazione.

Questo capitolo contiene, quindi, alcuni consigli su come dare da mangiare a tuo figlio senza che sorgano conflitti.

Il consiglio non può essere più chiaro:

> Non obbligare tuo figlio a mangiare.
> Non obbligarlo mai, con nessun metodo,
> in nessuna circostanza, per nessun motivo.

Questo consiglio occupa solo tre righe, e potresti pensare che è poca cosa per quello che hai pagato per il libro. Cosicché mi dilungherò un po' di più; ma tutto il resto è accessorio. Se in qualsiasi momento ti dovessi perdere nelle mie divagazioni e avessi bisogno di tornare all'essenziale, ritorna a questo consiglio.

Fidati di tuo figlio

Ricominciamo. Dopo nove mesi di attesa, alla fine hai in braccio tuo figlio. Non muoverti! Anche se qualcuno si impegnerà nel cercare di convincerti del contrario, in braccio è dove tuo figlio sta meglio.

Per non avere conflitti fin dall'inizio, l'essenziale è fidarti di tuo figlio. Tuo figlio sa se ha fame, l'orologio no. La maggior parte dei bambini poppano tra otto e dodici volte al giorno, irregolarmente distribuite. Solitamente impiegano per ogni seno 15 o 20 minuti nelle prime settimane e nel frattempo apprendono; invece verso i due o quattro mesi, solitamente succhiano più velocemente, in 5 o 7 minuti o addirittura meno. Questo è quel che fa la maggior parte dei bambini, ma ce n'è sempre qualcuno che vuole battere il record, aumentando o diminuendo questi tempi. Se gli dai il seno quando lo chiede e gli lasci il tempo che vuole, tuo figlio avrà sempre il latte di cui ha bisogno.

Il seno si dà a richiesta

Nell'altro capitolo abbiamo già spiegato perché. Ricorderà che i neonati difficilmente succhiano a orario regolare perché è esattamente la variazione dell'orario ciò che permette loro di modificare la composizione del latte per adattarla alle loro necessità.

Dicono che la nostra civiltà ha paura della libertà; e forse per questo molta gente non riesce ad accettare il concetto dell'allattamento a richiesta e cerca di porre dei limiti. E la cosa triste è che, a volte, i limiti si pongono con tanta sottigliezza da renderli impercettibili ma altrettanto vincolanti. Ad esempio ecco alcuni errori tipici:

"Allattalo a richiesta, cioè mai prima di 2 ore e mezza né più tardi di 4 ore".
Questo non è a richiesta. Questo è un orario flessibile, ci siamo vicini ma non è a richiesta. Perché non potrà succhiare prima di 2 ore e mezza? Non ti è mai capitato di incontrare per strada, appena finito di mangiare, un'amica e di entrare con lei in un bar per prendere qualcosa insieme? O forse dici alla tua amica "Prendi tu il caffè, se vuoi ti farò compagnia; il fatto è che ho mangiato solo mezz'ora fa e non mi 'toccherà' fino alle 17"?

"Nelle prime settimane è consigliabile allattare a richiesta ma successivamente tuo figlio prenderà il suo ritmo".
Non tutti i bambini prendono un ritmo. E tra quelli che lo fanno, pochissimi seguono il ritmo di marcia militare che la frase suggerisce (né ogni due ore, né ogni tre, né ogni quattro). E' più facile che il ritmo scelto sia di cha-cha-chà: varie poppate molto vicine, altre più distanziate, qualche pausa più lunga[19]... Il ritmo dell'allattamento si manifesta, quando esiste, da un giorno all'altro: se Laura solitamente succhia con poppate vicine nella mattinata e dorme nel pomeriggio, è probabile che domani faccia la stessa cosa. Ma può anche andare diversamente e questo è esattamente il bello di avere figli: sono persone, non robot.

"Cerca di allungare i tempi tra una poppata e l'altra".
Neanche questo è a richiesta. Perché c'è gente così ossessionata nel voler distanziare le poppate? Se tuo figlio vuole succhiare e tu vuoi dargli il seno perché bisogna mettere qualcuno a controllare? Si devono allungare anche i tempi tra un bacio e l'altro? Ti piacerebbe che ti venissero allungati i tempi tra domenica e domenica, o tra giorno di paga e giorno di paga, o tra vacanza e vacanza? Forse gli imprenditori sarebbero molto felici con una domenica ogni dieci giorni, pagando un mensile

ogni 43 giorni e dando un mese di vacanza ogni anno e mezzo; ma non pensano minimamente di proporlo. Ebbene, tuo figlio risponderebbe con la stessa indignazione se potesse parlare e si rendesse conto che qualcuno pretende di "distanziare le poppate". (Per ulteriori dettagli sugli svantaggi dell'allungare i tempi fra le poppate, si veda più avanti la sezione "E' sbagliato mangiare fuori orario?")

La crisi dei tre mesi

Verso i 2 o 3 mesi, dicevamo, i neonati hanno acquistato tanta pratica che possono succhiare in soli 5 o 7 minuti, qualcuno addirittura in 3. Se nessuno ha avvisato la madre che questo sarebbe accaduto, se l'hanno ingannata con la storia dei 10 minuti, lei penserà che suo figlio non ha mangiato sufficientemente, come ha pensato Paola:

> Ho una bambina di quattro mesi. Il mio problema è che non so se mangia a sufficienza, dato che sta solo da 3 a 4 minuti attaccata a ciascun seno e temo che non riceva latte a sufficienza. Quando aveva due mesi mangiava circa 10 minuti da un seno e circa 5 dall'altro e prendeva peso rapidamente; adesso invece sembra che sia rimasta un po' piccola nella sua curva di crescita.
> Ora noto che i miei seni non sono tanto pieni come prima, quando addirittura gocciolavano.
> Ciò che mi preoccupa è che durante i primi minuti ciuccia molto e rapidamente, e dopo inizia a prendere e lasciare il seno, non sta quieta; devo alternare i seni e provare differenti posizioni per riuscire a farla stare attaccata circa 10 minuti a entrambi i seni. Mi chiedo se lo fa perché ne vuole ancora o no.
> Inoltre mi sembra che adesso resista meno ore

fra una poppata e l'altra, specialmente di notte: prima infatti dormiva 5 o 6 ore consecutive e adesso 3 o massimo 4.
Il suo pediatra mi ha detto che posso iniziare a darle latte artificiale con il biberon, ma ho provato e non lo accetta, anche se glielo dà un'altra persona.

Questa madre ci spiega a perfezione tutti gli aspetti della "crisi dei tre mesi":

1. Il bebé, che prima succhiava in 10 minuti o più, ora finisce in 5 o meno.
2. Il seno, che prima era gonfio, ora è morbido.
3. Il latte che gocciolava, non gocciola più.
4. L'aumento di peso è sempre più lento.

Tutto questo è assolutamente normale. Il gonfiore del seno nelle prime settimane ha poco a che vedere con la quantità di latte ed è, più che altro, una infiammazione passeggera dovuta al fatto che i seni si "mettono in marcia". Il gonfiore e il gocciolamento sono "problemi di rodaggio" e scompaiono quando l'allattamento si stabilizza.
E naturalmente l'aumento del peso è sempre più lento. I neonati prendono sempre meno peso ogni mese che passa. Per questo le curve di crescita sono curve, altrimenti sarebbero rette. Tra il primo e il secondo mese, le bambine allattate al seno solitamente prendono una quantità di peso che si aggira tra poco più di 400 gr e 1,3 kg, con una media di poco più di 860 gr (non prendiamo in considerazione il primo mese perché, essendoci una perdita e dopo un recupero di peso, le cifre sono troppo variabili). Se continuassero a prendere peso con lo stesso ritmo, in un anno peserebbero tra i 5 e i 15 kg abbondanti, con una media di 10 kg e più. In realtà, nel primo anno le bambine aumentano tra 4,5 kg e 6,5 kg, con una media di 5,5 kg. Questo vuol dire che, anche una bambina che prende nel primo mese 500 gr (che a

molti sembrerebbe pochissimo, ma che in realtà è normale), raggiungerà un momento in cui aumenterà ancora meno. Tutti i valori che avete appena letto, insistiamo, sono arrotondati e approssimativi. Nei maschi, solitamente, sono un po' più elevati.

Certo che la figlia di Paola non voleva il biberon: non aveva fame. Disgraziatamente non tutti i bebé mostrano questo puntiglio e, a volte, soprattutto se si insiste, accettano un biberon sebbene non abbiano fame. Non fare la prova per vedere come si comporta il tuo bambino!

Se qualcuno avesse spiegato a Paola quello che le sarebbe successo, non si sarebbe preoccupata minimamente. Ma il cambiamento l'ha colta di sorpresa.

Nonostante la sorpresa e tutto il resto, se Paola fosse stata sicura e avesse avuto fiducia nelle sue capacità di allattare, non si sarebbe preoccupata tanto. Perché l'interpretazione più logica e ragionevole di questi cambiamento sarebbe stata: "Ho tanto latte che mia figlia in soli tre minuti ne ha abbastanza". Ma il timore del fallimento dell'allattamento è così grande nella nostra società che, accada quel che accada, la madre penserà sempre (o le diranno) che non ha latte.

Questa mamma ci mostra anche un altro mito moderno: quello che vuole che i bambini, con il passare del tempo, "imparino" a dormire sempre di più. In realtà i bambini passano sempre più tempo svegli. Sicuramente arriverà il giorno in cui tuo figlio dormirà più ore di seguito: verso i tre o quattro anni probabilmente dormirà tutta la notte. Ma difficilmente questo accadrà a quattro mesi. Tra la nascita e i quattro mesi il cambiamento che più probabilmente osserverai in tuo figlio è che dormirà sempre meno. La maggior parte dei bambini succhia varie volte ogni notte durante i primi anni (e questo è sempre più comodo che dargli il biberon all'alba, soprattutto se il bebé dorme nel nostro letto).

Questa madre ha già iniziato a obbligare sua figlia a mangiare. A partire da qui, ormai è tutta una *escalation*. E' facile prevedere che, a meno che la mamma non decida cambiare radicalmente, l'introduzione delle pappe sarà una lotta.

Che posso fare per avere più latte?

E perché diavolo vuoi avere più latte? Pensi di aprire un negozio?

La preoccupazione delle madri riguardo alla quantità di latte che producono è molto antica: secoli fa, quando tutto il mondo allattava, già c'erano vergini e santi "specializzati" nel buon latte ed erbe e preparati di solido prestigio.

Forse questo timore proviene dall'ignoranza. La gente credeva che la quantità di latte dipendesse dalla madre: ci sarebbero madri con molto latte e altre con poco latte; madri con latte buono e altre con latte cattivo.

La quantità di latte non dipende dalla madre ma dal figlio. Ci sono bambini che succhiano molto e bambini che succhiano poco e la quantità di latte sarà sempre, esattamente, quella che il bambino succhia.

Esattamente? Ebbene sì. La produzione di latte è regolata, minuto per minuto, dalla quantità che ha preso il bebé durante la poppata precedente. Se aveva molta fame e ha svuotato completamente il seno, il latte verrà prodotto a gran velocità. Se, invece, la creatura non aveva voglia e ha lasciato la poppata a metà, il latte verrà prodotto lentamente. Tutto questo è stato dimostrato mediante accurate misurazioni dell'aumento del volume del seno tra una poppata e l'altra[20].

Perché una madre abbia poco latte, cioè meno di quello di cui suo figlio ha bisogno, occorre che si verifichi una delle seguenti situazioni:

1. Che il bebé *non succhi sufficientemente* (per esempio se è malato o se gli hanno riempito la pancia con acqua glucosata, infusi o gli hanno dato latte artificiale).
2. Che il bebé *succhi male* (per esempio se mette male la lingua perché si è abituato al ciuccio o al biberon).

3. Che non *lascino succhiare* il bebé perché cercano di imporgli un orario o lo intrattengono con un succhiotto quando chiede il seno.

Al di là di questi tre casi (e di qualche rara malattia, che può colpire un caso su varie migliaia), tutte le madri avranno esattamente il latte di cui il proprio figlio ha bisogno.

Quindi davanti alla domanda "che posso fare per avere più latte", la prima cosa è verificare se realmente c'è un problema (se il bambino sta perdendo peso o ne sta prendendo pochissimo). Si tratterà allora di qualcuno dei tre casi precedenti o di un miscuglio dei tre e si dovrà porre rimedio. Se il bebé è malato, bisogna capire cosa ha e curarlo. Se è così debole che non può succhiare, bisogna allora tirarsi il latte e darglielo in altro modo. Se gli stavano dando acqua o succhiotto, bisogna smettere di darglieli. Se prendeva il biberon con "l'aggiunta", bisogna togliere anche quello (completamente se prendeva poco latte, gradualmente, impiegando qualche giorno, se ne prendeva molto). Se non succhiava in una buona posizione, bisogna correggerla in modo che impari a succhiare bene. Troverai molto utile l'aiuto di un gruppo di madri come La Lega per l'Allattamento Materno.

Ma ci sono moltissimi casi in cui la madre crede, per qualche motivo, di non avere latte a sufficienza e si sbaglia.

Alcuni dei falsi "sintomi" di mancanza di latte possono essere:

• Il bebé piange.
• Il bebé non piange.
• Il bebé vuole mangiare prima delle tre ore.
• Il bebé vuole mangiare dopo le tre ore.
• Il bebé impiega più di 10 minuti a succhiare.
• Il bebé succhia in 5 minuti e non ne vuole più.
• Il bebé succhia di notte.
• Il bebé non succhia di notte.
• Nemmeno mia madre ha avuto latte.

• Mia madre sì che aveva latte.
• I seni sono molto pieni.
• I seni sono vuoti.
• Ho i seni troppo piccoli.
• Ho i seni troppo grandi.
• E' che non ho capezzoli.
• E' che ho tre capezzoli. (Sta ridendo? Ma molte madri dicono seriamente che "non hanno capezzoli" e ti assicuro che è molto più facile avere tre capezzoli che nessuno.)

Preoccupata per uno qualsiasi di questi sintomi, la madre decide di fare qualcosa per avere più latte. Se si decide per qualcosa di inutile ma innocuo, come mangiare mandorle o accendere un cero a Sant'Antonio, probabilmente non accadrà nulla di grave ed è possibile persino che la fede le faccia credere che davvero le è aumentato il latte, e tutto finisce bene.
Ma a volte la madre cerca di fare qualcosa che funziona o che per lo meno può funzionare. E, in questi casi, i consigli della gente che crede di sapere qualcosa sull'allattamento materno possono essere ancora più nefasti di quelli delle persone che non sanno nulla.
La storia di Elena ci mostra quanto può essere profonda l'angoscia che si può raggiungere, durante i primi mesi, quando si combinano i famosi 10 minuti, il maledetto peso e alcuni consigli apparentemente ragionevoli ma totalmente infondati perché non c'era nessun problema da risolvere:

> Mio figlio di tre mesi e dieci giorni pesa solamente 4,64 kg; è nato di 3,12 kg ed è calato di peso nei primi giorni fino a 2,76 kg. Il problema principale è che non vuole mai ciucciare. Prima gli davo il seno ogni tre ore, ma prendeva sempre poco latte; successivamente il pediatra mi ha consigliato ogni due ore e, poiché la situazione non era cambiata, mi hanno consigliato di metterlo al seno continuamen-

te. La situazione non è per niente migliorata e ne
ho perso il controllo; ciuccia bene e in modo tranquillo soltanto durante la notte e di giorno mangia
solo quando è mezzo addormentato. Ho fatto tutto
quello che mi hanno detto: svuotarmi il seno prima
di allattarlo perché avesse latte con più calorie,
seguire una dieta senza latte vaccino e derivati e
mille cose ancora che mi stanno facendo diventare
pazza e fino ad ora non sono servite a niente.
Abbiamo cercato di dargli il biberon e non vuole
neanche quello. Il pediatra dice che è sano (gli
hanno già fatto le analisi alle urine) e tutto è normale, ma questa situazione è davvero difficile per
me; vivo con l'angoscia continua chiedendomi se
nella prossima poppata mangerà o no e devo stare
sempre in attesa del momento in cui si addormenta
per mettergli il capezzolo nella boccuccia e sperare che, con un po' di fortuna, succhi qualcosa. Non
posso fare nulla, quasi non posso uscire di casa
proprio perché all'improvviso mio figlio potrebbe
avere voglia di ciucciare e inoltre sono preoccupata perché il suo peso è inferiore alla media.

Il peso di questo bambino è sul percentile 7; cioè 7 bambini
sani della sua età su 100 pesano meno, cioè 28.000 dei 400.000
che nascono ogni anno in Spagna (*N.d.T.* 38.500 dei 550.000
Italia). Come staranno le madri degli altri 28.000? E' un peso
assolutamente normale.
Ma il problema grave non è stato tanto il peso, quanto il fatto
che "ciucciava poco". Cioè (perché con il seno non si sa quanto
latte prendono) che succhiava velocemente. Quanta sofferenza
si sarebbe risparmiata se, già durante la gravidanza, avessero
spiegato a questa madre che alcuni bambini succhiano più velocemente e altri più lentamente e che non bisogna assolutamente
guardare l'orologio. Quanta sofferenza si sarebbe evitata se, la

prima volta che questa madre ha detto "mio figlio prende poco", qualcuno le avesse risposto "Chiaro, è così sveglio che ha imparato subito a succhiare velocemente!". Invece le hanno detto che c'era un problema, che il bambino stava succhiando poco... e le hanno dato consigli per farlo succhiare di più. Consigli naturalmente destinati al fallimento, poiché il bebé non ne aveva bisogno e, pertanto, non poteva succhiare di più.

In soli quattro mesi la situazione si è deteriorata tanto che il bebé succhia solo quando è addormentato. Uno psicologo potrebbe parlare di rifiuto dell'alimentazione che gli impedisce di succhiare sveglio. Forse ci spiegherebbe il discorso del "seno buono e seno cattivo". Ma non occorre entrare in profondità psicologiche per capire che, se il bebé ha succhiato addormentato e ha preso dormendo tutto ciò di cui aveva bisogno (e ciò è evidente, perché aumenta normalmente), è impossibile che, una volta sveglio, torni a succhiare. Mangerebbe il doppio del necessario. Scoppierebbe.

Questo bambino non potrà succhiare da sveglio finché sua madre non smetterà di dargli il latte durante il sonno. E ha solamente quattro mesi, ancora mancano le sempre conflittuali pappe e la perdita di appetito intorno all'anno... Se non si verifica un cambiamento radicale, la situazione di questa famiglia può arrivare a essere disperata.

Come vede il bambino questa situazione? Certamente non capisce nulla. Non sa dei 10 minuti, né del percentile 7. Lui stava così tranquillo, succhiando quello che voleva e, all'improvviso, sono iniziate a succedere cose strane. Lo svegliavano per dargli il seno con più frequenza... con tutta la sua volontà ha cercato di adattarsi, rendendo le poppate più corte, chiaramente. A volte qualcuno aveva tolto il latte più "acquoso" che esce all'inizio della poppata, e dalla prima succhiata iniziava ad uscire latte denso, con più grasso e più calorie. Logicamente quelle poppate duravano ancora meno. Naturalmente non voleva neppure provare il biberon ("ma come, se già ho succhiato otto volte questa mattina!"); ogni volta rispondeva nella forma logi-

ca, incapace di comprendere che sua madre e chi la stava consi-
gliando si angosciavano sempre più. Da alcune settimane ha
strani "incubi": sogna che un seno si introduce nella sua bocca
e che il suo stomaco si riempie di latte. E la cosa più strana è
che questo sogno sembra estremamente reale; addirittura si sveglia pieno, pesante ed è incapace di succhiare durante il giorno.
Sua madre sembra ogni giorno più preoccupata; molte volte la
vede piangere e lui ha paura. Se potesse parlare, direbbe senza
dubbio la stessa cosa che dice sua madre "mi stanno facendo
impazzire". E se potesse capire ciò che succede, sicuramente
farebbe un tentativo per succhiare lentamente e resistere i 10
minuti di rigore (ma prendendo la stessa quantità di latte, naturalmente, non può neanche ingozzarsi) affinché tutti si tranquil-
lizzino. Ma lui non capisce cosa succede, non può fare quel
gesto di buona volontà. Solo sua madre può realizzare il cambiamento; diversamente il problema continuerà per mesi o anni.

Perché tuo figlio non vuole altro che il seno

In generale, i bambini che prendono il biberon accettano più
volentieri le pappe rispetto a quelli allattati al seno. Questo si
deve, probabilmente, al fatto che il latte materno ha tutto il
nutrimento e le vitamine di cui il bambino ha bisogno, e il biberon no. (Ti sorprende? Ogni anno o due i produttori di latte ci
bombardano con la pubblicità di qualche nuovo elemento nutri-
tivo che hanno appena aggiunto ai loro prodotti per renderli
"più simili al latte materno". Nel giro di pochi anni abbiamo
visto apparire la taurina, i nucleotidi, gli acidi grassi polinsaturi
a catena lunga. Il latte che ci hanno dato da piccoli non conteneva niente di tutto questo. Visto che continuano a cercare,
dobbiamo aspettarci che nei prossimi anni aggiungeranno qualcos'altro. Il latte materno, che tu potrai produrre ogni giorno a
casa tua, ha oggi tutto il nutrimento che il biberon avrà tra 10
anni, tra 50, tra 500...)
Molti bambini allattati al seno non vogliono neppure provare

altri alimenti fino agli 8 o 10 mesi, se non oltre. Sono perfettamente sani e felici, il loro peso e le loro dimensioni sono normali, il loro sviluppo psicomotorio è eccellente... sono soddisfatti con il seno e, pertanto, non vogliono nient'altro.

Questo produce non poca apprensione nelle madri di lattanti più o meno tra i 6 e 12 mesi. I loro figli "spizzicano" appena qualcosa (un morso di banana qui, una briciola di pane là, un maccherone più avanti) oltre a succhiare. E si riceve sempre qualche amabile commento: "La tua Laura ancora non ti mangia niente? Dovresti vedere la mia Jessica, come le piacciono i 12 cereali con il latte".

Ride bene chi ride ultimo. I bambini allattati al seno ritardano nell'accettare altri alimenti ma quando lo fanno solitamente disprezzano le pappe industriali e i passati e si lanciano sul cibo della mamma. All'inizio del secondo anno, il bambino allattato al seno solitamente mangia di tutto: dalla pizza alle lasagne al forno, dall'arrosto con patatine ai panini con il prosciutto e, tutto questo, a cucchiaiate e morsi e con le proprie manine.

Altri, come il bambino di Giulia, fanno al contrario; accettano le pappe per un periodo ma dopo sembrano cambiare opinione:

> Che fare se un bambino a 15 mesi, dopo avere mangiato normalmente dai 6, non vuole mangiare perché il suo unico pensiero è ciucciare? A partire da 10 mesi voleva il seno solo per dormire, ma al compimento dell'anno ha iniziato a rifiutare il cibo e a centrare tutto il suo interesse sul seno.

Che fare? Ebbene niente. Se lo si lascia tranquillo, sicuramente tra qualche settimana o mese tornerà a mangiare altre cose. Se si cerca di obbligarlo a mangiare altro o se si cerca di negargli il seno, anche in questo caso tornerà a mangiare altre cose (cosa credevi, che a 20 anni avrebbe voluto ancora solo il tuo latte?) ma probabilmente impiegherà più tempo e gli costerà più dispiacere.

Capitolo VII
Il biberon senza conflitti

Anche il biberon si dà a richiesta

Per un certo tempo, quando si iniziò a diffondere l'idea che il seno si poteva dare a richiesta, molta gente accettava che "sì, d'accordo, il seno si può dare a richiesta perché il latte materno è molto digeribile e lo svuotamento dello stomaco è molto rapido, ma il biberon si deve dare alle sue ore esatte per evitare disturbi intestinali, essendo più difficile da digerire".

Il problema è che nessuno sa che tipo di disturbi intestinali siano e le raccomandazioni attuali, a partire dalle norme della ESPGAN (1982), sono che il biberon, così come il seno, si dà a richiesta, tanto per l'orario quanto per la quantità[14].

Quante madri si sono viste obbligate a smettere di allattare al seno perché il proprio figlio "non prendeva peso a sufficienza", solo per scoprire che il bambino non riesce a finire il biberon e aumenta ancora meno di prima!

Se il tuo bebè finisce 120 ml in un istante, offrigliene 150; ma se ne lascia sempre 30, prepara il biberon da 90, visto che il latte non lo regalano. Se lo chiede prima delle tre ore, allora tranquillamente dagliene un altro po'. E se un giorno dorme per cinque ore, approfittane per riposare, visto che non succede tutti i giorni.

Perché non finisce i biberon?

Abbiamo un figlio di due mesi e mezzo che alla

nascita pesava 2,95 kg ed ora pesa 5,84 kg.
Queste ultime due settimane è aumentato di poco
(180 g). Non sarei così preoccupata se non fosse
che non finisce i biberon. Prende ancora 120 ml
(quando riesce a finirli).

(La lamentela di Rosanna merita una parentesi. Dice che, se
suo figlio finisse i biberon, non la preoccuperebbe il peso. Ho
sentito commenti simili cento volte, spiegando alle madri che il
peso dei loro figli - come nel caso del figlio di Rosanna - è normale: "Sì, io non voglio che sia grasso, quello che voglio è che
mangi..." Ma come può mangiare di più senza ingrassare? A
meno che non abbia il verme solitario...)
I bambini solitamente non finiscono il biberon. Le quantità di
latte che vengono raccomandate sulle confezioni in base all'età,
le stesse che ti raccomanderà il suo pediatra, sono sempre esagerate. Necessariamente esagerate. Non tutti i bambini hanno
bisogno della stessa quantità di latte. Se gli esperti sono arrivati
alla conclusione che i bebé di una certa età hanno bisogno,
diciamo, di un quantità di latte di circa 120-160 ml, nella confe-
zione non scriveranno 120 perché sarebbe poco per la maggior
parte dei bambini. Né la media, 140, perché sarebbe poco per la
metà di essi. Il fatto che un bambino resti affamato è, evidentemente, più pericoloso del far rimanere un po' di latte nel biberon; cosicché bisognerà indicare come minimo 160 ml. Ma
chiaramente gli esperti hanno fatto i loro calcoli basandosi sui
casi più comuni e i bambini più comuni. E se qualcuno avesse
bisogno di qualcosa in più, o abbiamo sbagliato i calcoli?
Allora scriveremo 165 ml. Ma il latte si prepara con un misuri-
no per 30 ml di acqua, e la madre farebbe una gran confusione
calcolare mezza misura, cosicché si dovrà arrotondare a 180
ml... Il risultato: nessun bambino rimane affamato, ma molti
lasceranno parte del latte nel biberon. Se nessuno l'ha avvertita
che la creatura può lasciare qualcosa, e che ciò è normale,
potrebbe accadere che la madre cerchi di farle prendere con la

forza i 180 ml, sebbene suo figlio sia tra quelli che hanno bisogno solo di 120 ml. E la battaglia è servita.

In molti, tra pediatri, riteniamo che uno dei grandi vantaggi dell'allattamento al seno sia di non poter vedere quanto latte lascia il bebé. E la proposta di fabbricare biberon di alluminio, in modo che la madre non sappia se è vuoto, è ormai una vecchia barzelletta della categoria professionale.

Capitolo VIII
Le pappe: un tema delicato

Le liti tra madre e figlio a causa del seno o del biberon possono essere terribili, ma per fortuna sono poco frequenti. L'introduzione delle pappe è una nuova occasione di pericolo e bisogna andarci con i piedi di piombo.

Naturalmente, parlando di "pappe", non ci riferiamo unicamente ai passati che si danno con il cucchiaio. Come abbiamo spiegato precedentemente (si vedano le "Raccomandazioni della ESPGAN"), usiamo questo termine in senso generico per riferirci a qualsiasi cosa che non sia il seno o il latte del biberon, anche se è liquido come una camomilla o solido come un biscotto.

Molte madri sono bombardate da una tale quantità di norme, normette e normacce sull'alimentazione dei loro figli che, alla fine, ne hanno la testa piena. Ai consigli del pediatra e dell'infermiera, a volte molto più dettagliati delle austere raccomandazioni degli esperti, si uniscono quelli di familiari e amiche e le più peregrine credenze popolari o impopolari, dagli alimenti "troppo forti" a quelli che sono "incompatibili".

Incapace di seguire tutte le regole in una volta, la madre frequentemente decide di lasciar stare tutto e di fare di testa sua... con il pericolo che, per casualità, salti precisamente una delle norme importanti. Per evitare questo problema, distinguerò ben chiaramente da una parte i punti sulla cui importanza esiste un accordo più o meno generale (basato su una combinazione di norme internazionali espresse nel "Calendario dell'alimentazione"), dall'altra alcuni consigli che a me, personalmente, sembrano utili (ma ognuno avrà la sua opinione in proposito).

Alcuni dettagli importanti

E' importante prendere in considerazione i seguenti dettagli, sebbene non debbano essere considerate come dogma:

1. Non obbligare mai un bambino a mangiare.
2. Fino a sei mesi dare solo il latte materno (né pappe, né succhi, né acqua, né infusi, né niente).
3. A partire dal sesto mese iniziare a offrire (senza forzare) altri alimenti, sempre dopo il seno. I bambini non allattati al seno hanno bisogno di mezzo litro di latte artificiale al giorno.
4. Introdurre i nuovi alimenti uno alla volta, separandoli di almeno una settimana l'uno dall'altro. Iniziare con piccole quantità.
5. Non dare alimenti con glutine (qualsiasi cosa che contenga frumento, avena, segale o orzo) fino a otto mesi.
6. Scolare gli alimenti per non riempire la pancia del bambino con l'acqua di cottura.
7. Non dare fino a dodici mesi alimenti che possano causare allergia (soprattutto latte vaccino e derivati, uova, pesce, soia, arachidi e qualsiasi altro cibo che provochi allergia a qualche membro della famiglia).
8. Non aggiungere zucchero né sale agli alimenti.
9. Continuare a dare il seno fino a due anni o più.

Alcuni chiarimenti:

In alcuni casi si può dare qualcosa prima dei sei mesi (ma non prima dei quattro): quando la madre deve lavorare, ad esempio, o quando il bambino chiede chiaramente del cibo, o, ancora, quando cerca di afferrarlo e portarselo in bocca.

"Offrire" significa che se vuole lo mangia e se non vuole non lo mangia. Molti bambini non vogliono altro che il seno fino a otto o dieci mesi, e anche oltre.

Le pappe si offrono dopo il seno, non prima, né tanto meno al posto del seno. Solo così avrai la garanzia che tuo figlio riceva latte a sufficienza. Si considera abitualmente che, tra i sei e i

dodici mesi, il bambino ha bisogno di mezzo litro di latte al giorno o più (naturalmente è una cifra arrotondata e a molti bambini
può bastare anche qualcosa in meno). Un bambino che prende
latte dal biberon può risolvere la questione con due biberon di
250 ml al giorno. Ma non è ragionevole aspettarsi che un bambino allattato al seno succhi 250 ml ogni 12 ore; i seni si riempireb-
bero enormemente e sarebbe molto fastidioso per la madre. E'
più logico che succhi 100 ml cinque volte al giorno o 70 ml sette
volte al giorno. Naturalmente non sai (né sapevi, prima di cominciare con le pappe) quanto latte materno prende tuo figlio; ma se
succhia prima dei pasti puoi stare tranquilla.

L'introduzione del glutine a otto mesi è forse la decisione più
discutibile; non ci sono prove scientifiche per dire otto anziché
sei, sette o nove mesi. Ho cercato un equilibrio tra il concetto
generale che "il glutine quanto più tardi si dà, meglio è "e la
realtà sociale per cui non si può entrare in un negozio con un
bebé senza che qualcuno gli offra un biscotto, e non si può passare la vita dicendo "no, grazie, ancora non può prendere glutine".

Sicuramente i biscotti contengono glutine, perché sono fatti con
farina di frumento. E' molto frequente vedere bambini che
prendono obbedientemente pappe di "cereali senza glutine" e
poi si divorano un biscotto con la frutta.

La ESPGAN raccomanda di non dare alimenti potenzialmente
allergizzanti in generale fino a sei mesi, e fino a dodici mesi ai
bambini con antecedenti familiari di allergia. Mi sono preso la
libertà di raccomandarlo a dodici mesi per tutti i bambini,
basandomi su tre punti:

1. Gli antecedenti familiari possono essere incompleti. E se il
bambino ha una lontana zia allergica?
2. Avere antecedenti familiari non è una malattia. Dare una
dieta "speciale" a un bambino sano mi sembra inappropriato
poiché equivale a etichettarlo come malato ("Alla tua Marta
piace il pesciolino?" "Ancora non lo ha assaggiato". "Come!
Ma se ha la stessa età del mio Enrico e sono già due mesi che la

dottoressa gli ha dato il pesce". "Sì, ma è che Marta ha una pre-disposizione alle allergie e la dottoressa dice che non può man-giare pesce prima di aver compiuto un anno".) E la povera Marta probabilmente non avrà mai allergie in vita sua!

3. E' ben noto che quando si dice "il pesce all'anno", qualcuno lo darà a dieci mesi. Meglio lasciare un buon margine di sicu-rezza, perché alcuni bambini si ammalano per aver mangiato pesce prima dell'anno, ma nessuno si è mai ammalato per non aver assaggiato il pesce prima dell'anno e mezzo.

Anche se meno di latte e pesce, anche le arance e i pomodori provocano allergie in alcuni bambini. Non conviene dare succo di arancia ai bambini piccoli né aggiungerlo ad altra frutta (a molti bambini non piace e, a causa dell'arancia, rifiutano le pappe di frutta mista).

Quando diciamo che non si dovrebbe dare latte vaccino fino all'anno, includiamo anche tutti i derivati: formaggio, yogurt, creme, biberon e pappe di latte. Naturalmente se tuo figlio prende il biberon, sta già prendendo latte; la madre che dà il biberon quindi può scegliere di mischiare un biberon di latte con un cereale in polvere per fare la pappa. Ma se allatti al seno, tuo figlio non ha bisogno (né ti conviene assolutamente) aggiungere altro latte nella pappa. Conviene dunque che i bam-bini allattati al seno non prendano i cereali misti al latte, bensì prendano prima il latte dal seno e dopo i cereali da soli (cioè preparati con l'acqua), e così tutto si mescolerà nello stomaco (non è necessario agitare il bambino naturalmente). Il latte vac-cino (incluso quello del biberon) è la causa più frequente di allergia nei bambini; è assurdo esporre a questo pericolo un bambino che non ha per niente bisogno di latte perché già lo prende dal seno.

Anni fa era abitudine iniziare con il tuorlo dell'uovo e dopo alcuni mesi dare l'albume. Questo si faceva per due motivi: perché ciò che può produrre allergia è l'albume, e perché il tuorlo è molto ricco di ferro e sembrava opportuno cominciare a darlo. Ma nuovi dati scientifici hanno smontato i due argomenti. Sebbene il tuorlo non provochi allergia, è impossibile separarlo completamente dall'albume, neppure in un uovo sodo. Il tuorlo contiene sempre resti di albume che possono provocare una reazione grave in una persona allergica all'uovo. D'altra parte, sebbene il tuorlo contenga ferro[2], contiene anche fattori che ne inibiscono l'assorbimento, pertanto non risulta una così buona fonte di ferro come si pensava. Concludendo, non vale la pena di sforzarsi nel separare il tuorlo dall'albume ed è meglio dare l'uovo intero dopo l'anno.

Niente zucchero e niente sale? Ebbene sì. La quantità di sale e zucchero nella dieta dei bambini più grandi e degli adulti, oggi, è già eccessiva; e quanto più tardi iniziano ad abituarsi, meglio è. Anche il miele non è indicato: può contenere spore di botulino e negli Stati Uniti si raccomanda di non dare miele ai bambini che non hanno compiuto l'anno.

Inoltre, aggiungere zucchero o sale agli alimenti è, solitamente, un altro trucco per forzare il bambino a mangiare. Abbiamo già commentato che i bambini mostrano una naturale inclinazione per il sapore dolce e per il salato. Ma in natura non si trovano sale e zucchero allo stato puro; la possibilità di aggiungerli agli alimenti permette di manipolare i meccanismi di controllo dell'appetito e far mangiare ai nostri figli una maggiore quantità di cibo rispetto a quello di cui hanno bisogno. Per questo, sebbene non favorisca la carie, non è neanche una buona idea aggiungere saccarina.

Consigli utili, ma non tanto importanti

Ciò che segue sono opinioni basate sulla mia esperienza di padre e sulle mie preferenze personali. Non sono raccomandazioni basate su dati scientifici e ognuno deciderà se essere d'accordo o meno:

Con quali alimenti iniziare?

Non importa. Come si è spiegato in un altro capitolo, non esistono basi scientifiche per raccomandare l'uno o l'altro. Se a tuo figlio dai prima la frutta, poi i cereali e dopo ancora il pollo, starai seguendo pienamente le norme della ESPGAN. Ma se dai prima il pollo, poi la verdura e dopo ancora i cereali, avrai comunque seguito le norme alla lettera.

Poniamo che decida di iniziare con il riso. Prepara riso bollito, meglio se molto cotto, senza sale. Puoi mettere un filo d'olio d'oliva (sarà più saporito e avrà più calorie). Dopo la poppata ne offrirai a tua figlia un cucchiaino o due. Il primo giorno non conviene darne molto di più, neppure se lo mangia con gusto. Se rifiuta anche il primo cucchiaino non insistere, ma continua a offrirglielo ogni uno o due giorni. Se invece lo accetta volentieri, puoi dargliene ogni giorno un po' di più. Dopo una settimana puoi provare con un altro alimento, ad esempio un poco di banana schiacciata. La settimana successiva puoi provare con la patata bollita... questo ordine è solo un esempio, puoi iniziare esattamente al contrario. Naturalmente, se qualcuno degli alimenti gli causa diarrea o qualche altro fastidio, o tuo figlio lo rifiuta con particolare ripugnanza, è meglio che non riprovi per un paio di settimane. Se compare qualche reazione più grave, come l'orticaria, consulta il suo pediatra.

Non è neanche obbligatorio introdurre un alimento nuovo ogni settimana. Per anni ci hanno fatto credere che la varietà è un grande vantaggio (sette cereali e mezzo, tredici cereali con cioccolato, quindici cereali con caffè...); non è altro che una strategia pubblicitaria. Varietà significa un po' di cereale, un po' di legume, un po' di verdura, un po' di frutta... ma non è indispensabile che prenda molte cose di ogni gruppo; la mela non contiene nessuna vitamina in più rispetto alla pera e la maggior parte degli adulti se la cava molto bene mangiando solo due cereali, riso e grano, e lasciando il resto per il bestiame. Se tuo figlio mangia già il pollo, non aggiungi niente alla sua dieta dandogli carne di vitello. Aggiungere molti alimenti diversi prima dell'anno significa solo comprare più biglietti per il sorteggio di qualche allergia.

E se non vuole le pappe?

Non preoccuparti; è assolutamente normale e prima o poi mangerà altre cose. Non cercare di obbligarlo.

Forse ti diranno di dargli la pappa prima del seno perché così avrà fame e la mangerà tutta. Questo non ha senso, perché il latte materno nutre molto più di qualsiasi altra cosa. Ci sarà pure una ragione per cui le pappe si chiamano "alimentazione complementare": non fanno altro che complementare il seno! Se tuo figlio prende il latte dal seno e dopo non vuole la frutta, non accade nulla; ma se mangia la frutta e dopo non vuole il seno, sta perdendo qualcosa. Più frutta e meno latte è una ricetta per dimagrire.

Lo stesso vale per il latte artificiale. Ricorda che se tuo figlio non prende il latte dal seno, ha bisogno di mezzo litro di latte o derivati fino all'anno. Non è bene togliergli il latte perché mangi le pappe.

Non occorre triturare gli alimenti

Molte madri consultano il pediatra perché il loro figlio di due o tre anni vuole solo passati:

> Ho un figlio di cinque anni e mezzo che non mangia nulla di solido e si è sempre rifiutato di masticare... tutto quello che mangia devo darglielo io perché non vuole nemmeno mangiare da solo.

Non è un problema grave; in realtà, sebbene adesso non faccia assolutamente niente, tuo figlio alla fine mangerà normalmente. O forse pensi che a 15 anni mangerà solo passati? Ma è un intoppo e "sembra una cosa *brutta*". Tuo figlio non si abituerà ai passati se non li assaggia più. Si inizia con gli alimenti più morbidi, che si possono schiacciare con la forchetta e che non si devono triturare, come la patata o la carota bollita, la banana o il riso. La mela e la pera possono venire grattugiate con una grattugia da frutta. Gli alimenti più duri, come il pollo, possono venire rimandati a qualche mese più tardi, quando basterà tagliarli in minuscoli pezzi con il coltello.

Purtroppo, in questa epoca crudele in cui ci è toccato vivere, molti bambini devono sopportare tre svezzamenti invece di uno. Tutti gli psicologi concordano nel ritenere lo svezzamento un momento delicato e potenzialmente traumatico e, nonostante ciò, molti bambini prima dei due mesi vengono svezzati dal seno per passare al biberon; poi una seconda volta, verso i sei mesi, dal biberon alle pappe; infine una terza volta, verso i due o tre anni, dalle pappe e dai passati al cibo normale. A giudicare dai pianti e dalle liti, ogni svezzamento è peggiore del precedente:

> Mio figlio Dario, di 20 mesi, è stato sempre un bambino problematico con i cambiamenti: è molto difficile farlo adattare a nuove situazioni. Il passaggio dal biberon al cucchiaio è stato terribile, lo stesso dal dolce al salato, e così via.
> A un anno abbiamo cercato di aggiungere pezzetti nel purè, ma li sputava. Così abbiamo lasciato che continuasse con i suoi passati e le sue pappe senza nemmeno un grumo, e ancora oggi continuiamo così. Ha appena messo i quattro molari e, sebbene ora sia capace di mangiare maccheroni, biscotti, patate, cereali, pollo, prosciutto, lo fa per gioco, tra i pasti; se ci sediamo a tavola e gli mettiamo davanti un piatto con pezzetti di cibo, li butta via.

Perché non svezzarlo una volta sola? Direttamente dal seno al cibo normale.

Questa madre ha dato, inavvertitamente, la soluzione: suo figlio mangia pezzetti di cibo "per gioco, tra i pasti". In altre parole quando non lo obbligano. Una volta che tuo figlio si è abituato ai passati, cercare di obbligarlo a mangiare altre cose o ridicolizzarlo probabilmente non farà altro che peggiorare la situazione. Non obbligarlo a mangiare, né passati né cibo normale, e vedrai che, poco a poco, comincerà ad assaggiare altre cose.

Non occorre preparare pasti speciali

Con un po' di buon senso, potrai cucinare quasi tutti i giorni lo stesso cibo per il bebé e per gli adulti. Cerca di cucinare senza spezie piccanti e senza sale, aggiungi condimenti, salse e spezie dopo aver levato la porzione di tuo figlio. Alcuni esempi:

Prima di aggiungere il pomodoro, il riso è un'eccellente pappa di cereali senza glutine. E più avanti potrai mettere anche il pomodoro che è una verdura come qualsiasi altra (il ketchup non è adatto a un bebé, ma la salsa preparata in casa contiene solo pomodoro e olio).

Per quanto riguarda i cereali con glutine, esistono, invece, molte più varianti: pane, semola, maccheroni, spaghetti... Inizialmente si possono proporre semplici, cotti nell'acqua; più avanti si possono cuocere in brodo o condire con salsa di pomodoro. Ricorda, questo sì, che lo stomaco del bebé è piccolo e non conviene dargli minestra; la pasta della minestra va ben scolata, come se fosse pasta asciutta. Attenzione alle marche: la pasta economica è "100% semola di grano duro", mentre quella cara può contenere uovo e non conviene darla prima dell'anno. Allo stesso modo il pane normale si suppone che contenga solo grano, mentre il pane a cassetta o i biscotti contengono anche, e in base alle marche, zucchero, latte, uova... Per i bambini che non hanno ancora un anno sono sempre preferibili gli alimenti semplici piuttosto che quelli elaborati.

Quando la madre lavora fuori casa

Sono preoccupata perché mio figlio di tre mesi non

vuole il biberon con nessun tipo di tettarella e di latte; il pediatra mi ha detto di smettere di allattarlo al seno per farlo abituare al biberon, ma è stato tre giorni senza mangiare perché non voleva prenderlo. Ho ripreso ad allattarlo al seno ma non è più sufficiente perché rimane affamato. Che posso fare affinché accetti il biberon, visto che tra poco riprenderò a lavorare e devo smettere di allattarlo al seno?

Questa madre è vittima di due errori frequenti relativi al rientro al lavoro.

Il *primo errore* è pensare che bisogna svezzare prima di tornare a lavorare. Non è necessario. Nel peggiore dei casi si potrebbe passare all'allattamento misto: dare il seno prima e dopo il lavoro e chi si occupa del bambino potrà dare altro latte durante l'assenza della madre.

Tutti i bambini (e tutte le madri) vivono male la separazione a causa del rientro al lavoro e l'allattamento può essere un'eccellente maniera per compensare la separazione e recuperare il tempo perso. Molte madri trovano soluzioni più soddisfacenti rispetto all'introduzione del latte artificiale: ad esempio portarsi il bambino al lavoro, dividere la giornata, fare in modo che qualcuno porti il bambino in un parco vicino al posto di lavoro durante la pausa pranzo, tirarsi il latte e lasciarlo in frigo... o, ancora più facilmente, se tuo figlio ha l'età giusta per prendere le pappe, che gli diano la pappa quando non sei in casa (questa è un'eccezione alla regola generale di dare il seno prima della pappa).

Quando vai a lavorare (o a comprare il pane), tuo figlio non sa dove ti trovi, né quando tempo passerà prima che ritorni a casa. Si spaventerà tanto e piangerà tanto, come se fossi andata via per sempre. Passeranno ancora degli anni prima che tuo figlio comprenda che "la mamma tornerà presto" e accetti quindi la separazione senza piangere. Quando torni a casa e lo abbracci e lo allatti, tuo figlio pensa: "Uff! Meno male, un altro falso allarme!" ma se fai coincidere l'inizio del lavoro con uno svez-

zamento brusco, se tornando a casa tuo figlio ti chiede il seno e
tu glielo neghi, che penserà? "Certo, mi abbandona perché non
mi vuole più bene". E' un pessimo momento per svezzare.

Il *secondo errore* è credere che, se a tuo figlio daranno il biberon (o la pappa) quando inizi a lavorare, devi prima abituarlo.
Se riesci a farlo abituare, l'unica cosa che avrai ottenuto è anticipare il problema: saresti potuta riuscire ad allattarlo esclusivamente al seno per tre mesi, e lo hai fatto solo per due. Ma la
cosa importante è che, normalmente, come nel caso di cui ci
stiamo occupando, la creatura non si abitua. Anche quando le
madri si tirano il latte e cercano di dare al figlio un biberon di
latte materno, molti bebé si rifiutano di prenderlo.

Il fatto è che i bambini non sono stupidi. Se la mamma non c'è
e arriva la nonna con un biberon (o meglio con un bicchiere,
per evitare la confusione fra seno e tettarella), possono accadere due cose. La prima possibilità, se il bambino non ha molta
fame, è che non prenda niente e compensi succhiando di più
quando torna la mamma. Molti bebé trascorrono dormendo
quasi tutto il tempo in cui la mamma non è in casa e poi passano la notte succhiando. E' abbastanza sopportabile quando
madre e figlio dormono nello stesso letto, e molte madri lo considerano un modo soddisfacente di mantenere il contatto con i
loro figli nonostante il lavoro fuori casa. L'altra possibilità, se il
bebé ha molta fame (e soprattutto se il latte è materno), è che
accetti (il biberon o la pappa) ed è fatta. Nella sua testa penserà:
"Va bene, la mamma non c'è e bisogna adeguarsi".

Ma quando la mamma è in casa e il bebé può vedere il seno e
sentirne l'odore, come può accettare un bicchiere di latte o il
biberon? Deve pensare: "La mamma è impazzita, ha la tetta a
portata di mano e mi dà questa porcheria!"

Alcuni miti sulle pappe

Le pappe nutrono più del latte

Questo è un mito così impressionantemente esteso che, sebbene ne abbiamo già parlato, non farà certamente male insistere un poco. A molte madri viene detto "il tuo latte non nutre più" o "il tuo latte è acqua". Frasi simili sono veri e propri insulti. La cosa assurda è che c'è gente che ci crede. Siamo seri per favore! Non esistono donne che hanno acqua al posto del latte, così come non esistono elefanti che volano.

Abbiamo già detto che le pappe di carne e verdura hanno meno calorie del latte; non parliamo di quelle di sole verdure o di frutta. Ovviamente altre pappe, come quelle di cereali, hanno molte calorie... ma le proteine? E la qualità delle proteine? E le vitamine, i minerali, gli acidi grassi essenziali e gli altri fattori nutrienti? Tu diresti che la farina "nutre" più del latte?

La nostra dieta deve soddisfare tutta una serie di necessità. L'unico alimento capace di soddisfare da solo tutte le necessità dell'essere umano, almeno per una parte della sua vita, è il latte materno. Un neonato è perfettamente nutrito per sei mesi o più solamente con latte materno; ma nessuno si alimenterà in maniera equilibrata, né nella sua infanzia né in nessun altro momento, se passa sei mesi mangiando solo carne, o solo pane, o solo arance. Questo non significa che il pane, la carne o le arance non "nutrono", ma solo che bisogna integrarli con altri alimenti. Integrare, non sostituire.

Naturalmente, non possiamo prendere solo latte materno per tutta la vita; a partire da una certa età abbiamo bisogno di aggiungere al latte altri alimenti. Ma non ci inganniamo, il principale motivo per cui non prendiamo il latte al seno tutta la vita è solo perché nessuno ce lo darebbe. Sebbene forse non sia perfetto, il latte materno è molto vicino a essere l'alimento perfetto, a qualsiasi età, piuttosto che qualsiasi altro alimento conosciuto. Un naufrago su un'isola deserta potrebbe sopravvivere molto più tempo se bevesse solo latte materno piuttosto che se mangiasse solo pane, o mele, o ceci, o carne...

Se qualche ignorante ti dicesse ancora: "Smetti di dargli il seno, perché il tuo latte non ha proteine a sufficienza", rispondigli: "Ah, bene, allora gli toglierò anche la frutta e la verdura, che hanno ancora meno proteine". O, forse, è meglio non dire nulla, perché alcuni ignoranti hanno pochissimo senso dell'umorismo.

Con una buona pappa prima di cenare, dormirà tutta la notte

Ebbene no. Molti bambini di due o tre anni si svegliano quasi ogni notte, sebbene abbiano mangiato per cena pasta e fagioli o bistecca con contorno.

E' scientificamente dimostrato che i bambini non dormono di più perché hanno mangiato la pappa. Durante i primi anni i bambini solitamente si svegliano di notte non solo perché hanno bisogno di mangiare ma anche perché hanno bisogno di noi. Fortunatamente il seno permette di soddisfare le due necessità in una sola volta, e il bambino si riaddormenta rapidamente; alcuni genitori lo chiamano "l'anestesia".

A partire dal sesto mese devono prendere il latte di proseguimento

Il latte di proseguimento è un'invenzione commerciale, senza nessuna utilità pratica. Negli Stati Uniti l'Accademia Americana di Pediatria raccomanda di dare ai bebé non allattati al seno lo stesso latte durante tutto il primo anno di vita. Anche l'OMS considera il latte di proseguimento non necessario.

Perché allora se lo sono inventato? Molto semplice: la legge proibisce in molti Paesi (inclusa la Spagna) [*N.d.T.* e l'Italia] di fare pubblicità alle formule per lattanti; però, nella maggior parte dei Paesi, disgraziatamente, non è proibita la pubblicità al latte di proseguimento. Dunque, per i produttori, l'ideale è disporre dei due tipi di formula con lo stesso nome, diversi tra loro soltanto per il numerino. C'è qualcuno così innocente da credere che la pubblicità di Badmilk 2 non faccia aumentare le vendite di Badmilk 1?

La principale utilità del latte di proseguimento, secondo la ESPGAN, è il fatto di essere più economico. Poiché il latte artificiale è caro, le madri con meno possibilità economiche che danno il biberon possono essere tentate di introdurre prima dell'anno il latte vaccino, cosa che non sarebbe molto conveniente. Un latte che, senza essere tanto adatto alle necessità del bambino come quello dell'inizio, fosse più economico, potrebbe risultare utile.

Senza essere tanto adatto? Effettivamente il latte vaccino contiene un eccesso di proteine: più del triplo rispetto al latte materno. Questo è uno dei suoi maggiori pericoli; un bebé non può metabolizzare una quantità così alta di proteine e può, per questo, ammalarsi gravemente. La produzione di latte artificiale consta di vari passaggi, uno dei quali è l'eliminazione della maggior parte delle proteine. Non è facile togliere le proteine al latte. Se non bisogna toglierne tante, risulta più facile da produrre e, pertanto, sarà più economico. La ESPGAN sembra credere che la differenza di prezzo sarà sostanziale; ma almeno in Spagna (*N.d.T.* e anche in Italia) la differenza per il consumatore è minima.

Non che il latte di proseguimento sia meglio per i bebé più grandi. E' peggiore della formula di partenza perché è meno adatto. Ma i bambini più grandi hanno sufficienti capacità di metabolizzarlo e lo possono tollerare. Naturalmente, la pubblicità dell'industria del latte cerca di cambiare le carte in tavola e vendere il latte di proseguimento come "arricchito di proteine per rispondere alle necessità di crescita di tuo figlio".

Grande fesseria! La necessità di proteine dei bambini diminuisce man mano che loro crescono[7], da più di 2 gr al giorno per chilo di peso alla nascita, fino a 0,89 tra 6 e 9 mesi, e 0,82 tra i 9 e i 12. Un bambino di 8 kg ha bisogno di 7,12 gr di proteine al giorno che può ottenere con 790 ml di latte materno (una quantità ragionevole) o con 550 ml di latte iniziale (nelle formule di partenza lasciano sempre un po' più di proteine rispetto a quelle che contiene il latte materno per cercare di compensare la sua peggiore qualità). Lo stesso bambino, prendendo 500 ml di latte di proseguimento, riceverà 11 gr di proteine, molto più di quanto ha bisogno... e questo senza contare le proteine dei cereali o del pollo che potrebbe mangiare.

Non lasciarti ingannare dalla pubblicità: l'eccesso di proteine nel latte di proseguimento non rappresenta nessun vantaggio per tuo figlio ma è solo un rifiuto industriale.

I bambini allattati al seno continuano con il seno. L'Accademia Americana di Pediatria raccomanda di dare il seno come minimo per un anno, e poi "finché la madre e suo figlio vorranno". L'OMS e l'UNICEF raccomandano di allattare al seno "due anni o più".

Naturalmente se, per qualsiasi motivo, vuoi svezzare tuo figlio prima dell'anno, dovrai dargli altro latte, che sia iniziale o di proseguimento. E' una tua decisione. Ma non permettere che altri decidano per te. A nessuna madre che dà il biberon dicono mai: "Questo latte non nutre più, a partire da adesso devi dare latte materno, o devi preparare le pappe con latte materno". Si dà per scontato che, quando una madre decide di dare il biberon, lo farà per anni. La madre che allatta al seno ha diritto allo stesso rispetto.

Se non mangia carne non avrà sufficienti proteine

Lo abbiamo appena spiegato: anche se prendesse solo il latte, tuo figlio assumerebbe già una quantità sufficiente di proteine. E i cereali e i legumi apportano altre proteine. Nonostante ciò alcune madri vengono spaventate da strani discorsi:

Sono vegetariana, diciamo all'80%, visto che alcune volte mangio un po' di pesce, e vorrei crescere mia figlia allo stesso modo. Coloro che non sono d'accordo con me dicono che la carne è necessaria, che serve a fortificare i tessuti, ecc...

L'altro giorno, allo zoo, ho visto un rinoceronte che, secondo quanto mi hanno detto, non mangia carne. Sembrava che avesse i tessuti abbastanza forti. Ovviamente non mi sono avvicinato per toccarlo... chissà, forse al tatto risulta molle...

Capitolo IX
Cosa può fare il medico

"Il mio bambino non mi mangia" è uno dei motivi più frequenti per cui si consulta il pediatra[21]. Noi professionisti della salute siamo in un'eccellente "posizione" per prevenire i problemi che riguardano l'alimentazione infantile, o per soffocarli nelle loro tappe iniziali, prima che si convertano in una fonte di gravi angosce e conflitti in seno alla famiglia.

Ma alcune volte i nostri consigli, come anche i nostri commenti casuali, possono contribuire a scatenare o ad aggravare il problema. Due aspetti sono particolarmente delicati: il controllo del peso e l'introduzione dell'alimentazione complementare.

Il controllo del peso

Ho una figlia di tre mesi che alla nascita pesava 3 kg. Dal primo giorno l'ho allattata al seno e ha mangiato ed è aumentato bene fino a circa un mese fa quando, in due settimane, ha preso solo 40 gr.

Il pediatra mi ha detto che il latte materno non era sufficiente e che l'avrei aiutata allattandola 5 minuti per ogni seno e dandole inoltre 60 ml di biberon. Il problema è iniziato qui poiché la bambina non ha voluto il biberon. Io gliene davo un poco senza obbligarla, smettendo appena lo rifiutava e provandoci nuovamente alla poppata successiva. Ma lei ha continuato a rifiutarlo. Ho provato con altre marche di latte, con differenti tipi di tettarelle, mettendo zucchero, ma è stato tutto inutile. Nella settimana successiva la bambina ha preso 260 gr cosicché il pediatra mi ha detto di allattarla solamente perché era tornata al peso normale. Ma nell'ultima settimana ha preso solo 20 gr e quindi mi ha consigliato di alternare una poppata al seno con una al biberon.

Ma la bambina continua a rifiutare il biberon. Ottengo solo che si infastidisca molto e non smetta di piangere. Ho anche provato a darle il biberon ad ogni poppata perché si renda conto che non c'è il seno e alla fine lo accetti; ma è stato inutile perché, dopo molti pianti, rimane senza mangiare e si addormenta.

Non so cosa fare, sono disperata. Ho anche provato a tirarmi il latte e a darglielo con il biberon, e questo sì che lo ha voluto. Poi le ho dato il mio latte mischiato al latte artificiale ma non lo ha voluto. Perché possa mangiare qualcosa, mentre sta ciucciando, da un lato della sua bocca introduco un poco la tettarella e, premendo con le dita, faccio uscire del latte perché prenda tutto insieme. Ma ottengo solo che ingoi molta aria e poco latte.

Un allattamento tranquillo e felice si è trasformato, in un solo mese, in un incubo. Il processo diagnostico è stato errato: si è data importanza allo scarso aumento di peso per un periodo eccessivamente breve, confrontandolo con dati di riferimento inappropriati. E la soluzione è stata inutile e sbagliata (se un bambino stesse prendendo poco latte dal seno, la soluzione non è aggiungere il biberon ma farlo poppare di più).

La variabilità intrinseca della crescita, gli errori di misurazione e le oscillazioni causate dal tempo trascorso dall'ultima poppata e dall'aver urinato o defecato, rendono totalmente inutile il controllo settimanale del peso. Questo è evidente nell'esempio precedente in cui la bambina, senza variare l'alimentazione (perché non ha preso il biberon), è cresciuta in una settimana 20 gr e nella successiva 260. Come indica Fomon[2], anche "l'incremento di peso, relativo sia a intervalli così brevi sia a un mese, deve essere interpretato con cautela" durante il primo semestre. Nel secondo semestre l'aumento di peso assume significato a intervalli di almeno due mesi.

Una tabella di peso non è la stessa cosa di una tabella di aumento del peso. Le curve e le tabelle di peso permettono di indicare il peso attuale in un dato momento, non l'aumento di peso in un determinato periodo. Quando la crescita sembra anormalmente rapida o lenta si deve usare una tabella di aumento di peso. Fomon[2] unisce le tabelle di Guo[22], basate principalmente su bambini allattati artificialmente, e di Nelson[23], con dati separati per bambini allattati al seno o al biberon dalla nascita a sei mesi; sono anche molto utili le tabelle pubblicate dal Gruppo di Lavoro della OMS sulla crescita infantile[5], riferite esclusivamente a bambini europei e nordamericani allattati al seno fino all'anno.

In quattro settimane, tra i due e i tre mesi, questa bambina è aumentata per un totale di 320 gr, quantità che è al di sopra del percentile 5 nelle tabelle di Nelson (260 gr in 28 giorni), e sopra la deviazione -2 nelle tabelle della OMS (280 gr in un mese). Ha avuto, quindi, un aumento di peso assolutamente normale. Si osservi che la deviazione standard -2 della tabella di aumento di peso non è per niente la stessa cosa della differenza di peso attuale nella curva di deviazione -2; in questo caso il peso corrispondente alla curva di deviazione -2 è di 3,81 kg a due mesi, e di 4,38 kg a tre mesi, con una differenza di 570 gr (invece che di 280 come nelle tabelle). L'uso di curve di crescita al posto di tabelle di aumento di peso porta, pertanto, a gravi errori di valutazione.

Inoltre, come giustamente fa notare Fomon, in popolazioni in cui la prevalenza della denutrizione è bassa, la maggior parte dei lattanti, la cui crescita in un determinato periodo si situa al di sotto del percentile 5, è normale, (evidentemente il 5% dei bambini aumenta di peso sotto il percentile 5).

Questa madre e sua figlia sarebbero state molto più tranquille se il peso fosse stato calcolato a intervalli più lunghi e l'eccesso di entusiasmo terapeutico avesse lasciato spazio a una prudente osservazione.

Il caso di Elisa mette in rilievo ancora una volta l'importanza di scegliere il riferimento adeguato:

> Mio figlio, che adesso ha dieci mesi, è nato di 3,95 kg. L'ho sempre allattato al seno ed è cresciuto e si è sviluppato bene, ma da circa due mesi ha un aumento di peso al di sotto della media.
>
> Due pediatri differenti mi hanno consigliato di dargli il biberon, perché il mio latte non lo nutre più, ma mio figlio lo rifiuta. Non vuole neanche sentirne l'odore e temo che non lo accetterà mai, e che non solo non prenderà peso ma che comincerà a dimagrire. Sto molto male a causa di tutto questo perché io volevo continuare ad allattarlo al seno fino a un anno e mezzo.
>
> A sei mesi mio figlio pesava 8,17 kg, ad otto mesi 8,85 kg ma a nove mesi 8,95 kg e a dieci mesi 9,26 kg. E' alto 76 cm.

Il figlio di Elisa è aumentato di 410 gr tra gli otto e i dieci mesi. Quindi sarebbe al di sotto del percentile 5 (540 gr) delle tabelle di Guo; ma in questo caso si devono usare le tabelle per bambini allattati al seno, secondo le quali è un aumento assolutamente normale (la deviazione -2 è esattamente 0 gr e l'aumento medio è precisamente di 540 gr nei due mesi). L'assoluto rifiuto che questo bambino mostra per il biberon conferma che il suo aumento di peso non è stato determinato da un'insufficiente quantità di latte. Nel momento in cui bisogna dare dei consigli a una madre che allatta al seno è imprescindibile tenere in considerazione i differenti modelli di crescita in base al tipo di allattamento[2,5].

L'alimentazione complementare

> Il mio pediatra mi ha consigliato di iniziare con la pappa senza glutine due volte al giorno. Il problema è che mio figlio (quattro mesi e mezzo) non la vuole neanche vedere. Il pediatra mi ha detto che devo obbligarlo, ma è davvero un supplizio e mi si spezza il cuore vedendo quanto soffre. Lui, da quando è nato, non è mai stato un mangione; molte volte con soli due minuti di seno ne aveva abbastanza e il biberon non lo ha mai voluto.

Sebbene le raccomandazioni attuali siano di iniziare con le pappe a sei mesi piuttosto che a quattro[16], la cosa che ha fatto nascere il conflitto non è stata questa piccola anticipazione ma l'erroneo consiglio di obbligare il bambino. Ricordiamo che gli alimenti si introducono in piccole quantità che si vanno aumentando poco a poco, man mano che il bambino le accetta.
Ancora più drammatica è la testimonianza di Teresa:

> A sei mesi e mezzo abbiamo iniziato con la frutta ed è stato ancora peggio che con i cereali, visto che l'ha rifiutata fin dall'inizio; solo avvicinandogli il cucchiaio si tirava indietro e chiudeva la bocca, e se con fatica riuscivo a introdurgli qualcosa in bocca, lo sputava, cosicché ho continuato logicamente ad allattarlo al seno anche di pomeriggio...
> Quando sono andata al controllo dei sette mesi, il pediatra si è arrabbiato molto e mi ha detto che dovevo essere intransigente con mio figlio e che, se si rifiutava di mangiare i cereali o la frutta, non dovevo offrirgli il seno dopo, sebbene piangesse e

avesse fame; avrei dovuto invece dargli acqua fino al successivo pasto perché, anche se il suo peso non è male, il bambino avrebbe dovuto pesare di più, essendo entrato in una tappa nella quale consuma più energie e ha bisogno dei carboidrati contenuti nei cereali e delle vitamine e dei minerali che trova nella frutta.

Il figlio di Teresa ha sette mesi, è lungo 72,5 cm e pesa 9 kg. Secondo le tabelle di riferimento (provvisorie) per bambini allattati al seno[5], il peso per 7 mesi nella curva di deviazione +1 è di 9,13 kg, la lunghezza nella +2 è di 72,8 cm e il peso medio per 72,5 cm è di 9,08 kg. Alla luce di questi dati, sebbene Teresa non ci informi sull'aumento di peso negli ultimi mesi, sembra poco probabile che esista qualche problema. In ogni caso, se il figlio si rifiuta di mangiare di più, è prova sufficiente del fatto che non ha fame. Non ha nessun senso il consiglio di dare al bambino acqua al posto del latte perché ha bisogno di più energia; è assolutamente irrazionale. L'alimentazione complementare non sostituisce ma integra l'allattamento. Inoltre, come abbiamo già detto, la necessità di energia per chilo di peso non aumenta ma diminuisce nel corso del primo anno.

Prestare attenzione al linguaggio

Le parole pronunciate non si possono rimangiare e le testimonianze di molte madri nel corso di questo libro mostrano l'angoscia che può produrre un commento casuale.

Bisogna eliminare dal nostro linguaggio espressioni come: "giusto di peso", "poco peso" o "non ha preso peso a sufficienza". O un bambino rientra nei criteri diagnostici di ritardo di crescita[2] (aumento di peso sotto la curva di deviazione -2 per almeno due mesi nei minori di sei mesi, o per almeno tre mesi nei maggiori di quella età; e relazione peso-lunghezza attuale sotto il percentile 5) o non rientra. Naturalmente in alcuni casi in cui si è incerti è meglio controllare attentamente il peso e, forse, consigliare un'alimentazione più frequente, ma questo si può fare senza porre "etichette" al bambino e senza spaventare la famiglia.

E' anche conveniente fare le nostre raccomandazioni in forma meno assoluta. Confronta le seguenti frasi:

• A partire da x mesi gli darà del pollo.
• A partire da x mesi può iniziare ad offrirgli del pollo.
• Nel pomeriggio una pappa di verdura di 180 gr.
• All'ora che le sembra migliore gli offra un poco di verdura e continui aumentando la quantità se la accetta bene.

Le raccomandazioni rigide riguardo la quantità, l'orario, l'ordine di introduzione degli alimenti e altri dettagli, non solo non hanno base scientifica[2,14], ma possono entrare in conflitto con le necessità del bebé, con le opinioni della madre e dei suoi familiari, o con i consigli di altri professionisti.

Infine, è quantomeno preoccupante che una madre esca da una visita con la sensazione che "si sono arrabbiati con lei".

Perché non tiriamo giù la bilancia dal piedistallo?

La visita del pediatra segue solitamente una specie di protocollo. La madre spiega come sta suo figlio mentre lo spoglia. Il pediatra quindi lo visita. Alla fine si pesa il bambino e si misura la lunghezza, e solo allora la madre chiede "come sta il bambino, dottore?".

Sembra che il peso sia la cosa più importante per valutare se un bambino è sano.

In realtà la cosa più importante è ciò che la madre ci racconta, visto che è lei quella che sta con il bambino ogni giorno. La visita segue in importanza perché ci permette di valutare la salute fisica e lo sviluppo psicomotorio del bambino. E la cosa meno importante è il peso che raramente ci offre dati che non avevamo dedotto precedentemente: se un bambino è realmente denutrito o obeso si nota. La principale utilità di pesare un bambino il cui aspetto, stato generale ed esplorazione fisica sono normali è, semplicemente, quella di avere un valore di riferimento, nel caso in cui più avanti dovesse ammalarsi, per potere valutare quanto peso ha perso.

Non potremmo fare qualcosa perché la bilancia smetta di essere il centro della visita? Forse invece di aspettare di conoscere il peso per dire se un bambino "sta bene", possiamo per prima cosa riassumere quello che la madre ci dice:

- Cosicché, per quello che lei mi racconta, sua figlia è molto sana e si sviluppa normalmente.

Dopo, durante la visita, spiegare cosa stiamo controllando:

- Il bambino vede bene. Di petto è normale…

E, alla fine, gettare là:

- Bene, sua figlia è sanissima e molto vivace. Ora, per curiosità, vediamo quanto pesa.

Quarta parte
Alcuni dubbi frequenti

E se veramente non mangia?

Naturalmente ci sono bambini che non mangiano (cioè che mangiano meno di quello di cui hanno bisogno). Un bambino che non mangia si distingue da "un bambino che non mangia" dal fatto che il primo perde peso e il secondo no.

I motivi che fanno sì che un bambino smetta veramente di mangiare sono tanti. Alcuni non sono molto diversi dai motivi per cui noi adulti smettiamo di mangiare: un'influenza, un raffreddore, una diarrea, una tonsillite, senza parlare di malattie più serie.

Se il bambino non mangia perché ha la tubercolosi, non guarirà se gli metteranno in bocca il cibo con l'imbuto, ma solo se gli verrà somministrato un trattamento adeguato alla sua malattia e, quando sarà guarito, tornerà a mangiare da solo. Quindi si mantiene la regola generale: mai obbligare un bambino a mangiare. Se è sano, ha già mangiato quello di cui ha bisogno. Se è malato, offrigli con frequenza i suoi alimenti preferiti, ma senza forzarlo, altrimenti otterrai soltanto che vomiti tutto. Se perde peso portalo dal medico.

Altri bambini smettono di mangiare per motivi psicologici. Una volta vidi una bambina di poco più di un anno che non volle più mangiare e perse peso rapidamente quando sua madre tornò al lavoro. La bambina aveva due nonne, una delle quali andava spesso a trovarla e giocava con lei. Disgraziatamente, per diversi motivi, la madre aveva scelto di affidare sua figlia all'altra nonna, quella che la bimba conosceva appena. La bambina si era trovata all'improvviso "abbandonata" da sua madre e in mano a una sconosciuta. (So che la madre non l'aveva abbandonata, ma la bambina non lo sapeva, non poteva saperlo. Durante i primi anni, quando la madre va via per alcune ore, i bambini si comportano sempre come se fosse andata via per tutta la vita.)

Dovrei smettere di allattarlo perché mangi?

> Mia figlia è nata sette mesi e mezzo fa e da allora non ha mai lasciato il seno. Ad ogni poppata le preparo la sua pappa e gliela offro, ma la bambina gira la testa e non apre assolutamente la bocca... Che faccio? Smetto totalmente di darle il seno, come dicono alcuni, e così mangerà?

Come Marisa, molte madri ricevono il consiglio di svezzare il loro bambino perché solo in questo modo accetterà la pappa. Come se i bambini cresciuti con il biberon accettassero meglio la pappa!

> Sono una madre disperata, mia figlia di dieci mesi vuole mangiare solo con il biberon e non vuole assolutamente la verdura.

Abbiamo già spiegato (si veda la sezione "Quando la mamma lavora fuori casa") che lo svezzamento brusco provoca facilmente un rifiuto del cibo. Una volta ho visto un bebé perdere mezzo chilo in una settimana a causa di un simile svezzamento inopportuno. Tornando ad allattarlo al seno (cosa che tanto la madre quanto il figlio stavano desiderando), immediatamente il bambino ha recuperato il suo interesse per la vita ed è tornato ad accettare non solo il seno, ma addirittura il biberon. Recuperato il peso perduto, facilmente il bebé ritorna all'allattamento materno esclusivo. In altri casi, quando nessuno interviene a favore della madre e del figlio, il bebé finisce per arrendersi perché l'istinto di sopravvivenza è più forte della stessa disperazione. Il bambino alla fine accetta il biberon, recupera penosamente il peso perso e poi, solitamente, comincia ad aumentare meno di prima.

Credi che stia esagerando? Guarda un po' quello che è successo a Laura.

> Mia figlia ha undici mesi, pesa 7,23 kg ed è lunga 71 cm. Il problema è che non vuole mangiare. L'ho allattata al seno fino a otto mesi. A quattro mesi, ho introdotto la pappa di frutta, a cinque quella di cereali, poi verdura con carne e pesce. Fino a sei mesi è cresciuta bene, ma da allora in poi ha iniziato a mangiare poco e ora si può dire che praticamente non mangia.
>
> Quando la allattavo al seno mangiava sempre volentieri, mentre adesso l'ora di pranzo è diventata un'autentica tortura.

Secondo le tabelle il peso di Laura è basso (la qual cosa non significa che sia necessariamente anormale, come ho già spiegato). Qualcuno ha pensato che la bambina sarebbe aumentata di più con il latte artificiale ma, evidentemente, non è stato così.

Non avrà l'anoressia nervosa?

L'anoressia nervosa è una malattia mentale grave. Non si riscontra in bambini piccoli ma in adolescenti (sebbene pare che, col passare degli anni, stia comparendo sempre più precocemente). In ogni caso non si cura obbligando il paziente a mangiare, la qual cosa, invece, risulta controproducente. La norma è quindi sempre la stessa: non obbligare mai a mangiare e, se il bambino perde peso, pensare a una malattia (che comunque potrebbe essere mentale).

Non gli resterà lo stomaco piccolo?

No. Scusa, lo so che in un libro ci si aspetterebbe una risposta un po' più elaborata, ma mi mancano le parole. Semplicemente no.

E se lo fa per richiamare l'attenzione?

"Richiamare l'attenzione" è un'espressione molto sfortunata, cioè, in altre parole, che non ha avuto fortuna. Infatti, persone diverse la intendono in maniera non solo distinta ma opposta e questo è il maggiore "infortunio" di cui può soffrire un'espressione.

Nel linguaggio popolare "richiamare l'attenzione" significa fare cose strane per ottenere notorietà. Per esempio una persona può tingersi i capelli di verde o passeggiare con una tigre al guinzaglio. In questo senso richiamare l'attenzione si considera come qualcosa di completamente negativo simile a "fare il ridicolo" o "fare la commedia". Nessuno fa molto caso a coloro che cercano soltanto di "richiamare l'attenzione".

Per gli psicologi che studiano il comportamento infantile "richiamare l'attenzione" ha almeno due significati distinti e nessuno di questi è negativo. In nessuno dei due significati si considera che il bambino stia facendo teatro o stupidaggini, né che bisogna smettere di fare caso a quello che fa.

Il primo significato si riferisce a un comportamento spontaneo (istintivo) e comune ai cuccioli di altri mammiferi: quando si separa da sua madre per giocare o esplorare, il piccolo si gira frequentemente verso di lei per farle notare dove si trova e cosa sta facendo; allo stesso tempo la madre cerca frequentemente il suo piccolo con lo sguardo ed emette dei suoni quando deve muoversi o quando il piccolo si allontana troppo. Questo, che in altri animali si realizza con latrati, grugniti o belati, acquisisce nell'essere umano sfumature più elaborate. "Guarda mamma, guarda che castello ho fatto!", "Giuditta, non scendere le scale!", "Guarda mamma, sono un pirata!", "Vieni Paolo che andiamo via!".

E' facile capire che questo tipo di comportamento, cioè richiamare l'attenzione della madre, ha contribuito per milioni di anni alla sopravvivenza della specie. I piccoli che non richiamavano costantemente l'attenzione degli adulti si perdevano o venivano divorati. E così la selezione naturale li ha eliminati. Richiamare l'attenzione in questo modo è un istinto nei nostri bambini; non possono evitarlo e, se li sgridiamo perché ci lascino leggere in pace il giornale, otteniamo solo di farli sentire insicuri e pertanto cercheranno di attirare ancora di più la nostra attenzione.

Il secondo significato che danno gli psicologi all'espressione "richiamare l'attenzione" si riferisce a un comportamento, più o meno anomalo, che si realizza quando una persona ricorre ad espedienti insoliti per farsi notare quando non ci riesce con i mezzi abituali. Così si dice che un bambino si dà colpi in testa, vomita, dà calci e si fa la cacca addosso per richiamare l'attenzione. Anche gli adulti fanno, a volte, cose strane per attirare su di sé l'attenzione: attacchi di isteria, minacce o tentativi di suicidio, grida e litigi. Nessuno arriva a tali estremi se prima non ha provato, senza successo, metodi più semplici per richiamare l'attenzione quali parlare o piangere.

Quando uno psicologo dice: "Questo bambino picchia e morde i suoi compagni per richiamare l'attenzione", quello che vuole dire è: "Questo bambino ha bisogno di molta più attenzione di quella che gli danno e si è visto obbligato a picchiare e mordere perché altrimenti non gli facevano caso; bisogna dargli molta attenzione perché il problema si risolva". Per disgrazia, molti genitori, e addirittura alcuni specialisti, intendono l'espressione come se significasse che "questo bambino fa la commedia" o che "ci prende in giro" e pensano che non bisogna fargli caso perché possa "smettere di fare lo stupido".

La maggior parte dei bambini che non vogliono mangiare lo fanno semplicemente perché non hanno bisogno di ulteriore cibo. L'unica attenzione che intendono richiamare è quella per dirci: "Ehi, guarda che ho già finito!". E' possibile che qualche bambino cerchi, tramite il cibo, di richiamare l'attenzione su

altri problemi e questo ci indicherebbe che ha bisogno di maggiori attenzioni: che giochino con lui, che gli raccontino storie,
che rispettino i suoi piccoli successi e non gli neghino il contatto fisico e la compagnia. E, naturalmente, che non lo obblighi-
no a mangiare.

Perché vomita tanto?

> Sono una madre di ventiquattro anni disperata; ho
> una bambina di undici mesi che ha mangiato sem-
> pre male e, per giunta, vomita spesso. Quando era
> più piccola il pediatra mi disse che era il riflusso e
> mi fece interrompere l'allattamento al seno per
> darle un latte antiriflusso... ma adesso è troppo: su
> quattro pasti ne vomita due. Mi hanno detto che
> succede perché gliene do troppo, ma già alla quinta
> cucchiaiata comincia a vomitare. Qualsiasi cosa le
> fa venire conati, non vuole nulla di solido come, ad
> esempio, i biscotti e se ingoia un pezzetto un po'
> più grande del normale vomita. Ho provato a tritu-
> rare bene il cibo ma nulla, continua a vomitare,
> vomita persino il latte. Adesso a pranzo le sto
> dando un omogeneizzato piccolo ma lo vomita lo
> stesso. Le hanno fatto molte analisi delle urine,
> l'hanno visitata e mi dicono che tutto va bene, ma
> a me sembra impossibile che non abbia mai fame e
> che passi a volte anche tutto il giorno senza man-
> giare.
> E' davvero un calvario. E non mi godo neppure la
> mia bambina come le altre madri, perché sono
> super preoccupata. Quanto tempo durerà tutto
> questo?

E' facile comprendere la preoccupazione di Manuela. Non ci
dice quanto pesa sua figlia ma sembra che debba rientrare nella

normalità, perché "l'hanno visitata e le dicono che tutto è a posto". Sebbene a Manuela sembri che sua figlia abbia mangiato pochissimo è evidente che, invece, ha mangiato troppo. Anche non prendendo in considerazione tutto quello che ha vomitato, le è rimasto dentro cibo sufficiente per svilupparsi adeguatamente e non ammalarsi.

Tutti i bebé vomitano o rigurgitano. Alcuni solo un poco, altri molto. Noi medici lo chiamiamo "riflusso gastroesofageo", cioè il cibo che stava nello stomaco risale. Nella grande maggioranza dei casi (a meno che il bambino perda peso, vomiti sangue o qualcosa del genere), si tratta di una cosa assolutamente normale. I bebé hanno la bocca dello stomaco aperta e ciò che mangiano può risalire facilmente. Verso l'anno la bocca dello stomaco pian piano si chiude e smettono di vomitare.

Sempre che, naturalmente, non vengano obbligati a mangiare. Come abbiamo già spiegato, quando si cerca di farlo mangiare più del necessario, il bambino vomita. Non può evitarlo.

E se in casa siamo vegetariani?

Tanto i bambini, quanto gli adulti, possono vivere perfettamente con una dieta ovo-lacto-vegetariana[24].

La dieta vegetariana stretta (senza uova né latte) può essere adeguata per un bambino sempre che venga allattato per due o tre anni e si combinino i diversi alimenti a regola d'arte. Dare più dettagli ci svierebbe dall'obiettivo di questo libro. Possiamo però dire che non è prudente seguire una dieta vegetariana stretta (e molto meno farla seguire a un bambino piccolo) senza buone conoscenze sulla nutrizione.

La dieta macrobiotica è una dieta progressiva che mentre avanza verso la "perfezione" è sempre più restrittiva. E' una dieta non adeguata per i bambini e neppure per le donne in gravidanza e le madri che allattano. Sono stati riscontrati casi gravi di deficit di vitamina B12 in bambini allattati al seno le cui madri seguivano una dieta macrobiotica o vegetariana stretta.

Non gli mancheranno le vitamine?

No. Se gli si offre una dieta adeguata, il bambino avrà tutto il necessario, anche se mangia poco.

Chiaramente se la sua dieta fosse solo a base di patatine e caramelle forse sì che gli mancherebbe qualcosa... ma tuo figlio è ancora troppo piccolo per andare a comprare queste cose da solo e può mangiare soltanto quello che i suoi genitori gli danno.

Perché non vuole provare cose nuove?

Ho un bambino di quasi tre anni che mi preoccupa molto perché non ha mai voluto provare alimenti nuovi.

In questo mondo ci sono molte piante e alcuni animali velenosi. Uno dei meccanismi di protezione che abbiamo noi animali per evitare incidenti è una preferenza per gli alimenti conosciuti e un rifiuto iniziale per gli alimenti nuovi.

Quale migliore protezione del mangiare le stesse cose che mangiano i genitori? E' stato provato che gli animali apprezzano, attraverso il latte materno, il sapore degli alimenti che mangia la madre. Così le pecore che hanno poppato preferiscono, quando sono più grandi, mangiare lo stesso tipo di erba che mangiava la madre; invece le pecore allevate artificialmente non mostrano tale preferenza. Sebbene non si sia potuto fare un esperimento simile, si suppone che ai bambini accada la stessa cosa. Probabilmente questo contribuisce al rifiuto per le pappe da parte dei bambini allattati al seno: a questi bambini, in genere, non piacciono i cereali con sapore di vaniglia né i passati di frutta mista perché non sono cose che la madre solitamente mangia. Invece sono soliti accettare (e chiedere!) bocconi di cibo dal piatto della madre.

Quindi il rifiuto degli alimenti nuovi è qualcosa di totalmente normale in tutti i bambini, soprattutto se non ne hanno conosciuto il sapore attraverso il latte materno. Non bisogna mai obbligarli a mangiare qualcosa di nuovo, ma non è neanche necessario eliminare l'alimento in questione dalla nostra dieta. E' stato provato che se si offre ai bambini, senza forzarli, in maniera regolare un alimento e i bambini vedono che i genitori lo mangiano, alla fine accettano molti dei cibi nuovi proposti (ma non tutti, è ovvio!).

Non dovrebbe abituarsi a mangiare di tutto?

Quando è stata l'ultima volta che hai partecipato a un banchetto di nozze? Ricordi il menu?

In quasi tutti i ristoranti preparano un tavolo a parte per i bambini. Mentre gli adulti gustano elaborate ed esotiche insalate o pesci o frutti di mare con originali salse, ai piccoli viene offerto un "menu per bambini" che quasi sempre consta di pasta con salsa di pomodoro e bistecca con patatine fritte. Non ho mai visto nessuno al tavolo degli adulti (neppure i più giovani che hanno appena ottenuto il diritto di stare a quel tavolo) dire al cameriere: "Questo non mi piace; non potrebbe portarmi della pasta asciutta e una bistecca?".

Proprio in queste occasioni i bambini mangiano molto bene perché non c'è nessuno che li obblighi. E gli adulti a volte mangiano cibi che non hanno mai assaggiato in vita loro senza lamentarsi né schifarsi, affermando, solitamente, che è tutto molto buono.

Naturalmente i professionisti dei ristoranti, avendo visto mangiare mille persone tra bambini e adulti, sanno che è impossibile fare mangiare "di tutto" a un bambino. Sanno anche che gli adulti, invece, mangiano "di tutto" (o quasi) sebbene siano cresciuti a base di pasta.

Cerca di seguire il loro esempio e non preoccuparti dell'argomento. Tuo figlio mangerà di tutto (almeno tutto quello che c'è in casa) quando crescerà. Intanto, cercare di obbligarlo a mangiare un determinato alimento è la migliore maniera per farglielo odiare tanto da non volerlo più mangiare.

E' certo che molti bambini accettano un'ampia varietà di alimenti a due anni, ma dopo si fanno più schizzinosi. Fra i quattro e i cinque anni e durante l'adolescenza, poi, sembra che alcuni di loro vogliano sempre le stesse pietanze: riso col pomodoro, maccheroni, patate fritte, pane con cioccolato e si ricomincia daccapo.

A proposito, tu mangi di tutto? In ogni cultura ci sono alimenti che vengono considerati adeguati e altri no. Io non assaggerei mai alimenti che nel nostro Paese si considerano perfettamente commestibili come le lumache e lo zampone di maiale. Ancor meno vorrei assaggiare formiche e filetti di cane che vengono considerati alimenti normali in altri Paesi. Se mi invitassero a mangiare in alcune case, penserebbero che sono maleducato perché non mangio di tutto.

E se il bambino pesava poco alla nascita?

> Sono madre di una bambina di cinque mesi, nata prematura dopo un parto indotto a 36 settimane dovuto a una crescita intrauterina ritardata. Alla nascita pesava 1,95 kg ed il suo peso attuale è di 5,8 kg.
> [...] la bambina mangiava a meraviglia, ogni volta ne voleva di più e quasi mi spaventavo vedendo la velocità con la quale finiva il biberon. Finché ha compiuto due mesi e ha iniziato a lasciare ogni giorno un poco di latte. Adesso continua allo stesso modo. Fa quattro poppate con una quantità totale di 480 ml di latte a cui aggiungo due misurini di cereali per biberon.

La crescita intrauterina ritardata è solitamente dovuta a qualche problema, per esempio a un problema di placenta, che impedisce al feto di alimentarsi normalmente. Per questo a Silvia hanno provocato il parto: perché sua figlia potesse mangiare e recuperare il peso. E questo è quel che ha fatto. Aveva "fame arretrata" e ha mangiato come un lupo finché il suo peso è diventato normale: un'altra brillante prova del fatto che i bambini mangiano quello di cui hanno bisogno. Raggiunto l'obiettivo, è tornata a mangiare normalmente (per la disperazione di Silvia che non si aspettava questo cambiamento).

Non tutti i bambini nati con un peso basso mostrano questo rapido recupero. A seconda della causa del problema, è possibile che un bambino continui a mangiare poco crescendo lentamente per anni.

Non bisogna abituarlo a seguire un orario?

Tu segui un orario? Fai colazione, mangi, pranzi e ceni alla stessa ora le domeniche rispetto ai mercoledì? Quando devi guardare una partita o un film interessante in televisione non anticipi o ritardi la cena? E quando esci per andare a teatro o quando mangi fuori casa?

Gli orari dei pasti sono uno dei più curiosi miti della nostra cultura. In realtà nessuno segue un orario fisso per mangiare; non è necessario mangiare a determinati orari per essere sani, né per digerire bene, né per nessun altro motivo. La "saggezza popolare" entra in contraddizione a questo riguardo: per alcuni, ad esempio, è pericoloso andare a dormire con lo stomaco pieno senza aver digerito; altri, invece, ti raccomanderanno precisamente di saziare abbondantemente tuo figlio con una grande pappa prima di metterlo a dormire, in modo che dorma tutta la notte di fila.

Solo se abbiamo un lavoro siamo obbligati ad adattarci e a mangiare prima o dopo. Alla stessa maniera tuo figlio seguirà un orario per mangiare non appena andrà a scuola; berrà il latte prima di uscire da casa, lo spuntino all'ora della ricreazione, pranzerà alla fine delle lezioni della mattina e farà merenda dopo le attività pomeridiane. O forse credi che, se non gli dai le pappe a un'ora prestabilita, tuo figlio soffrirà tanto per tale "alterazione del ritmo" che a 12 anni dovrà portarsi dietro un portavivande con la pasta al forno per mangiarsela durante la lezione di matematica?

E' sbagliato mangiare fuori orario?

Questo non è altro che un prolungamento del mito precedente. Il pasto non ha "ore" e quindi non esiste neanche il "fuori orario".

Gli animali non mangiano a ore fisse. I grandi carnivori fanno pasti abbondanti e molto distanziati; non a ore fisse, ma a caso, quando riescono a cacciare. Gli erbivori e gli insettivori mangiano tutto il santo giorno, non appena trovano qualcosa da mettersi in bocca, a meno che non siano sazi.

In realtà, diversi studi scientifici indicano che, mangiare piccole quantità di cibo con grande frequenza, non solo non è dannoso per la salute, ma probabilmente è anche meglio del fare grandi pasti molto lontani fra loro, come solitamente facciamo[2]. I topi di laboratorio, ai quali si danno grandi quantità di cibo poche volte al giorno, accumulano più grassi corporei rispetto ai topi che, invece, vengono lasciati mangiare a loro piacimento, sebbene entrambi consumino le stesse calorie. Inoltre producono più colesterolo e il loro stomaco si ipertrofizza. In altre parole, l'organismo risponde al pericolo della scarsità di cibo nel momento di bisogno aumentando la propria capacità di immagazzinare grandi riserve di cibo quando si presenta l'opportunità.

Negli esseri umani, coloro che mangiano "a orario" (pochi pasti ma abbondanti) hanno tassi più alti di colesterolo e minore tolleranza al glucosio rispetto a quelli che "spizzicano" (pasti piccoli ma frequenti). Per questo si raccomanda ai diabetici di fare almeno cinque o sei piccoli pasti al giorno.

Per questi stessi motivi, fare in modo che un bebé passi tutta la notte senza mangiare non sembra essere un vantaggio per il suo metabolismo[2]. Sebbene in teoria un bambino potrebbe mangiare di più durante il giorno e non mangiare nulla durante la notte, probabilmente è meglio che i suoi pasti siano meglio ripartiti. La richiesta del seno di notte, quindi, non deve essere considerata come un "vizio" ma come una necessità.

Quante ore può stare senza mangiare?

> La mia domanda è: fino a che età devo svegliare mia figlia di otto mesi per darle da mangiare, visto che la pediatra mi ha detto che non devo lasciarla più di dieci ore a digiuno perché può avere un repentino abbassamento di zuccheri?

I neonati perdono peso e, quanto meno succhiano al seno, tanto più peso perdono. A volte entrano in un circolo vizioso: perdono tanto peso che sono troppo deboli per piangere e chi non piange non poppa... Per questo è prudente cercare di allattare al seno un neonato come minimo ogni quattro ore, anche se non lo chiede. Allo stesso modo può essere conveniente offrire cibo con più frequenza a un bambino di qualsiasi età che sia malato o che stia perdendo peso, ma sempre senza forzare.

Però non occorre svegliare un bambino sano, che sta aumentando regolarmente, per farlo mangiare a meno che non sia la madre che ha bisogno di dargli il latte perché i seni si sono gonfiati troppo o perché sta per uscire di casa.

Quanto tempo deve passare tra il pasto e il bagno?

Il cosiddetto "blocco della digestione" non esiste. Non accade assolutamente nulla se ci si bagna dopo aver mangiato.

Ogni estate i mezzi di comunicazione ci informano che qualche bagnante è morto a causa di un blocco della digestione, ma non è vero, sono morti affogati. Forse, per essere più precisi, alcune persone possono sentirsi appesantite o stanche dopo un pranzo abbondante e questo può causare un incidente se si commette

l'imprudenza di allontanarsi troppo nuotando. Ma non c'è assolutamente nessun pericolo in riva alla spiaggia e ancor meno
nella vasca da bagno di casa. Puoi fare il bagno a tuo figlio
immediatamente dopo il pasto (o la poppata).

Perché in casa non mangia e a scuola sì?

Solitamente i bambini si comportano "meglio" con gli estranei
che con i loro genitori. Non possiamo nascondere la nostra sorpresa quando la maestra ci assicura che a scuola rimette in ordine i giocattoli o si abbottona da solo il grembiule... Gli invidiosi ti diranno che ti prende in giro, ma non lasciarti ingannare, in
realtà è una manifestazione di affetto.
Tanto per cominciare tutti lo facciamo. Ti capita di sopportare
da parte del tuo capo cose che non sopporteresti mai da tuo
marito? E' una questione di fiducia e Dio ci liberi se i figli non
notassero la differenza tra la scuola e una vera famiglia.

E anche tu, caro padre che leggi questo libro, quando sei stato
più obbediente? Quando ti lamentavi meno? Dove facevi più
rapidamente il letto? Dove piegavi meglio i tuoi vestiti? E dove
spazzavi e sfregavi di più? A casa tua o durante il servizio militare? Ti piacerebbe rifare il militare? Volevi più bene al tuo ser-
gente o a tua madre?
Ritornando al tema del cibo, bisogna distinguere tra la quantità
del cibo e i modi (se mangia rapidamente, senza giocare, senza
sporcarsi e senza alzarsi dalla sedia…). E' logico che tuo figlio
mangi "meglio" a scuola, dove è sempre vigilato, piuttosto che
a casa dove si sente al sicuro. Ma la quantità, il mangiare o non
mangiare, è un fatto diverso e la differenza solitamente si deve
a un semplice motivo: all'asilo non lo obbligano.
Non si deve mai obbligare un bambino a mangiare; tra le altre
cose perché più lo si obbliga, meno mangerà. E a scuola, sebbene talvolta vorrebbero farlo, difficilmente potranno obbligare
un bambino perché solitamente c'è una "signorina" ogni dieci o

più commensali. Non c'è il tempo materiale per stare a insistere per due ore o per fare l'aereo con il cucchiaio. Colui che non si dà da fare non mangia... e chiaramente si dà da fare.

Ci sono delle eccezioni. Alcuni bambini a scuola mangiano ancora meno. E normalmente questo si deve al fatto che a scuola li obbligano ancor più che a casa. Incredibilmente alcune menti malate riescono a trovare il tempo per obbligare a mangiare alcuni bambini. Sprovviste dell'affetto che modera il comportamento della vera madre, si comportano a volte con straordinaria crudeltà. Ho visto bambini che sono stati costretti a mangiare il proprio vomito. Bisogna sempre prestare ascolto alle lamentele dei propri figli, per questo o per altri motivi; un bambino con il terrore per la scuola può darsi che abbia ragioni da vendere.

Se tuo figlio è vittima di maltrattamenti, in relazione al cibo o a qualsiasi altro problema, mettilo rapidamente in salvo e presenta una denuncia. Se lo obbligano a mangiare, ma la cosa non arriva a livelli tanto gravi, cerca di ragionare con i responsabili della scuola o dell'asilo per convincerli a non obbligarlo. Se gli argomenti razionali non servono, non indugiare: comincia a raccontare storie strane del tipo "il mio Antonio ha la bocca dello stomaco aperta e il medico mi ha detto che non dobbiamo assolutamente obbligarlo a mangiare perché potrebbe vomitare e andargli tutto nei polmoni". Questo dovrebbe bastare per ottenere un ragionevole rispetto.

Tre quarti dello stesso racconto potrebbero andar bene per quei bambini che provano una speciale ripugnanza per un alimento ben preciso. Alcuni anni fa, in un ospedale spagnolo, si verificò un evento molto infelice. Un bambino di pochi anni, allergico al latte e ricoverato per altri motivi, è morto mangiando uno yogurt. L'allergia compariva nella cartella clinica e il bambino, nonostante la sua tenera età, era stato attentamente istruito dai suoi genitori perché si rifiutasse di ingerire qualsiasi prodotto contenente latte; nonostante tutto gli diedero uno yogurt a forza.

Posso immaginare la scena. Il bambino grida, piange e chiude la bocca, spiegando che lui non può mangiare lo yogurt, e forse qualcuno dice: "Questo bambino è proprio maleducato, sua madre gli permette tutto e lui la prende in giro. Porta qui lo yogurt e vedrai se lo mangia o non lo mangia".

Questo caso potrebbe bastare perché nessuno, in un ospedale o in una scuola, osi mai più obbligare un bambino a mangiare. Disgraziatamente, sebbene questa triste storia abbia fatto molto discutere quando è accaduta, sembra che tutto il mondo l'abbia dimenticata. E, naturalmente, non tutti i bambini che si rifiutano di mangiare un determinato alimento hanno allergia, o corrono un reale pericolo; ma avranno i loro motivi, e meritano rispetto. Se vedi che non riesci a ottenere questo rispetto a scuola con le buone, non indugiare la volta seguente nel dire che tuo figlio ha un'allergia.

Possiamo permettere che l'abbia vinta lui?

Nella vita capita frequentemente che due persone abbiano opinioni divergenti su un determinato argomento. I nostri figli, in questi casi, devono imparare a comportarsi adeguatamente. Devono imparare a difendere le loro opinioni con argomenti, ad ascoltare con rispetto gli argomenti e le opinioni degli altri, a dare ragione a chi ce l'ha e ad esigere rispetto quando la ragione è dalla loro parte. Devono imparare anche a cedere senza umiliarsi e ad arrivare a compromessi soddisfacenti.

Per disgrazia, molti "esperti" in educazione infantile (poche materie contano su una quantità così ampia di esperti, da coloro che scrivono libri a coloro che incontriamo in ascensore) insistono nel sostenere che davanti ai figli è imprescindibile mantenere l'autorità, che se cedi una volta sei perduto, che le norme devono essere poche ma inviolabili (secondo un' altra versione, meglio molte norme ma ugualmente inviolabili), che dare a un bambino ciò che chiede con grida e pianti equivale a "ricompensarlo" e pertanto fare in modo che pianga e gridi di più...

Perché soltanto i genitori sono dotati di questo potere assoluto?

Ci aspettiamo che gli imprenditori ascoltino le proteste degli operai. Ci aspettiamo che le leggi non provengano dal volere di un tiranno ma da un consenso democratico. Anche davanti alle decisioni dei giudici è possibile presentare ricorso e chiedere chiarimenti o spiegazioni. Forse i giudici temono di perdere l'autorità se la persona che presenta un ricorso "riesce a spuntarla"?
Dobbiamo chiederci che tipo di figli vogliamo crescere: persone responsabili, comprensive, in grado di dialogare, sicure di sé stesse e ferme sulle proprie convinzioni, o adulti obbedienti e servili? Qualunque sia la nostra risposta, dovremmo in ogni caso considerare se possiamo permetterci il lusso di non lasciare che i nostri figli l'abbiano vinta... specialmente quando hanno ragione.

Perché mio figlio mangia meno del figlio della vicina?

E che succede se il figlio della vicina mangia? Forse il tuo non è più bello? E molto più sveglio? Lascia quindi che la vicina si consoli con il cibo...
Sono molti i motivi per cui alcuni bambini mangiano più o meno di altri. Influiscono naturalmente l'età, le dimensioni, la velocità di crescita, l'attività fisica... ma anche fattori intrinseci al metabolismo di ogni persona. Tutti conosciamo persone che mangiano "come un uccellino" e altre che "non si sa dove mettono il cibo".
Sì, i figli di molte vicine mangiano di più e quelli di altre mangiano meno del tuo. Però, a volte, si può creare un malinteso: cosa intendi per mangiare poco? E cosa intende la tua vicina per mangiare molto?

Una nostra amica si lamentava amareggiata di quanto poco mangiava suo figlio. "Lascia sempre più di mezzo piatto. Il vostro mangia?", chiedeva ansiosa. "Sì, mangia" le rispondevamo. "E finisce tutto il piatto?", "Sì, normalmente lo finisce". Sembrava così preoccupata, convinta che suo figlio fosse l'unico al mondo che non mangiasse, che ci veniva voglia di dirle per pietà un bugia (di fatto, già da un po' di tempo, a domande di questo tipo rispondiamo: "Ah no, non mangia niente, ma è sano e forte, e questo è l'importante!").

Un'estate abbiamo affittato a metà un appartamento grande e siamo andati in vacanza con questi stessi amici. Arrivata l'ora del pranzo, la nostra amica guardò con stupore il piatto che avevamo dato a nostro figlio. "Gli date solo questo?" "Sì". "Ma sarà abbastanza?" "Chiaro! Se gliene dessimo di più non riuscirebbe a finirlo..." Il suo volto cambiò, così come forse sarà cambiato quello di Archimede quando uscì dalla vasca da bagno gridando "Eureka!". E corse a svuotare il piatto del figlio (gli aveva dato giusto il doppio di quello che noi avevamo dato al nostro!) Suo figlio, ovviamente, mangiò tutto. E non ebbe più problemi con il cibo.

Perché non mangia più quello che prima gli piaceva?

E' dovuto al fatto che, in effetti, le preferenze dei bambini vanno cambiando con il tempo. Non è raro che una bambina, che sembrava fanatica della banana, passi all'improvviso, con armi e bagagli, al partito delle mele, o che Michelino, che sembrava una spugna con il latte, all'improvviso si rifiuti di prenderne una sola goccia per un anno e mezzo e dopo, forse, tornare all'improvviso a chiederne... oppure no.

Fino a che età devo imboccarlo?

Molto prima dell'anno, a volte dalla "prima pappa", i bambini cercano solitamente di mangiare da soli. E questo non è necessariamente la stessa cosa che mangiare soli, perché probabilmente non vorranno che la loro madre vada via, ma che rimanga lì accanto ammirando e lodando la loro abilità nel mangiare i piselli con le dita. Se i bambini vengono lasciati liberi di fare pratica, presto mangeranno perfettamente con le dita o col cucchiaio e si porteranno il bicchiere alla bocca.

Se per la fretta, o perché mangino di più, respingiamo questi primi tentativi di autonomia, è facile che nostro figlio perda l'entusiasmo per la cosa e che, dopo l'anno, non mostri più nessun interesse a mangiare da solo, essendo così comodo ricevere il cibo direttamente in bocca.

Non c'è niente di male nell'abituare un bambino a non mangiare da solo, sempre che si sia disposti a continuare a farlo per anni senza protestare. Quello che non è giusto è non lasciarlo mangiare da solo quando lo chiede e poi arrabbiarsi quando si è abituato a non farlo.

In tutti i casi "dargli da mangiare" non deve mai essere sinonimo di "obbligarlo a mangiare". Sia nel caso in cui mangi da solo che nel caso in cui venga imboccato, il piatto deve essere ritirato non appena il bambino dice (o lo fa capire a gesti): "Non ne voglio più".

Spesso può succedere che un bambino (a volte anche più grandicello), che mangiava perfettamente senza aiuto, un giorno chieda di venire imboccato. Può essere che stia un po' male o che abbia un po' di gelosia o che semplicemente gli piaccia così. E' una piccola coccola che non può arrecare alcun danno. Accettala come una manifestazione di affetto e non permettere che gli invidiosi dicano che tuo figlio "ti sta prendendo in giro" o che "sta regredendo". Al contrario, si tratta di un comportamento assolutamente normale, come ha sottolineato l'eminente psichiatra infantile John Bowlby[25]:

> Questo è vero anche nel mondo degli uccelli. I fringuelli giovani, che sono già sufficientemente capaci di alimentarsi da soli, a volte, quando vedono i loro genitori, iniziano a chiedere di essere imbeccati.

Di quante calorie ha bisogno mia figlia?

Se in qualche pagina di questo libro si è parlato di calorie è stato

solo a titolo di esempio. Ho dovuto cercare quei dati nelle pagine
di un libro che non avevo mai consultato prima né come padre né
come pediatra. Conoscere le necessità caloriche dei bambini,
come anche quelle degli adulti, può essere utile agli scienziati e
ai ricercatori o in casi speciali, come nel caso di un paziente in
coma che viene alimentato con una sonda. Ma non ha nessuna
utilità al momento di dare da mangiare a un bambino sano.

In primo luogo le necessità dei bambini, come pure quelle degli
adulti, sono enormemente variabili. Variano con l'età e con il
peso del bambino, ma anche bambini della stessa età e dello
stesso peso possono ingerire quantità molto diverse di cibo.
Inoltre, le necessità cambiano da un giorno all'altro. A cosa ti
servirà sapere che tua figlia avrà bisogno ogni giorno di una
quantità di chilocalorie per chilo di peso che si aggira fra le
84,2 e le 120,8? (sì, una differenza di quasi il 50%; sono dati
reali per bambine da 56 a 83 giorni con allattamento
artificiale[2]). Le necessità reali di tua figlia potranno trovarsi in
qualsiasi punto di questo ampio intervallo e, addirittura, un
poco sotto o un poco sopra. Tua figlia, invece, sa esattamente
quello di cui ha bisogno.

In secondo luogo, anche se fosse possibile (ma non lo è) sapere
esattamente di quante calorie ha bisogno tua figlia, tu non
potresti sapere se le ha prese o no. Tu sai quante calorie ha uno
yogurt o un budino perché è scritto sull'etichetta e sono prodotti preparati industrialmente, sempre uguali. Ma quante calorie
contiene un piatto di maccheroni? Dipenderà dalla quantità di
salsa, da quanto olio contiene questa salsa, e ancora se poi farà
la scarpetta, o metterai del formaggio grattugiato... Gli scienziati usano mezzi molto elaborati nei loro esperimenti per misurare la quantità di calorie ingerite; ma cercare di contare le
calorie in casa è dieta-fiction.

Una condotta alimentare sana è determinata da chiavi interne
(fame e sazietà) e non da chiavi esterne (pressioni, promesse,
castighi, pubblicità...). Gli esperti credono che molti problemi
dell'adolescenza e della vita adulta, come ad esempio fare una

dieta in forma ossessiva o mangiare compulsivamente, abbiano origine dal fatto di avere appreso sin dalla prima infanzia a mangiare secondo chiavi esterne[11]. Fai a tuo figlio un regalo per tutta la vita: permetti che impari a mangiare secondo le sue necessità e non secondo una tabella di calorie.

Appendice
Un po' di storia

"Mio figlio non mi mangia" è una lamentela così frequente e angosciante che tendiamo a pensare che si tratti di un timore immemorabile nella specie umana e che sia esistito sempre, come il timore del buio e dei lupi. Anni fa io stesso pensavo che il timore delle madri per il fatto che il bambino non mangi abbastanza, provenisse dai lunghi millenni in cui la perdita dell'appetito era il primo sintomo della tubercolosi o di qualche altra malattia allora incurabile, e quindi messaggero di morte.

Ma la lettura di alcuni libri antichi mi ha fatto dubitare: è possibile che i "bambini che non mangiano" siano un'invenzione relativamente moderna?

Ai tempi del dottor Ulecia y Cardona, che pubblicò nel 1906 la sua *Arte di crescere i bambini*[26], sembra che le madri non si lamentassero con il pediatra del fatto che i loro figli non mangiavano. Tutto al contrario, erano orgogliose del loro buon appetito... per la disperazione del medico:

> Quante volte si sono sentiti genitori esaltare soddisfatti l'appetito del loro figlio dicendo: "Se lei vedesse quello che mangia...! Mangia di tutto...!"
> E quante volte ancora, passato un po' di tempo, si sono sentiti afflitti per la perdita del figlio dicendo: "Poveretto! Mangiava già di tutto quando è morto!"
> Senza comprendere, disgraziati, che era stata proprio quella la causa che più di altre aveva portato alla catastrofe.

Quindi il timore più esteso tra gli esperti in nutrizione infantile dell'epoca (il dottor Ulecia aveva studiato a Parigi con il dottor Budin, che era uno dei più importanti pediatri di quei tempi) era proprio l'eccesso di alimentazione, "un vero e imperdonabile crimine".

L'introduzione delle pappe era molto cauta. Il dottor Ulecia raccomandava di non dare assolutamente nulla oltre al seno fino a 12 mesi, o 10 al più presto. A questa età si iniziava con una zuppa leggera di acqua e farina, e poi il seno.

La dieta completa di un bambino di un anno di età era:

> Dalle 8 alle 9: una poppata.
> Alle 12: una zuppa fatta con qualsiasi tipo di farina [...] che non dovrà *per nessun motivo essere preparata con brodo anche se sia stato ben sgrassato*, perché non conviene dare grassi ai bambini durante i primi mesi.
> Queste zuppe devono essere *molto leggere all'inizio* e dopo sempre più dense [...] io non sono sostenitore delle zuppe fatte con il latte; preferisco che si facciano con acqua, e dopo la zuppa, *come dessert*, si dia pure una poppata al seno [...].
> Alle 16: una poppata.
> Alle 19: 130 gr di latte.
> Alle 23: una poppata.
> Dopo la mezzanotte: come il mese precedente, una sola poppata.

A 13 o 14 mesi il dottor Ulecia raccomandava di aggiungere alla zuppa un tuorlo d'uovo e di sera un'altra zuppa, ma senza uovo. A 15 mesi, un tuorlo in ogni zuppa. A 16 o 19 mesi, brodo, legumi e biscotti (una sola volta al giorno). A 20 o 21 mesi si smette di allattare al seno, inclusa la poppata notturna, e sono permessi i biscotti tre volte al giorno. A 22 o 24 mesi, cioccolato, pesce e cervello.

A tre anni si introduceva l'uovo intero. La porzione di pesce si specificava "della misura di una moneta o poco più" (ovviamente le monete di quei tempi erano più grandi, ma non avevano molto più di 4 centimetri di diametro). Di latte erano previsti 100 grammi (meno di mezzo bicchiere!) tre volte al giorno.

A tre anni e mezzo si introduceva la frutta: "Potrebbe tollerare alcuni chicchi di uva". Il bambino può prendere adesso 130-150 gr di latte solo due volte al giorno.

Si introduce "un pochino" di verdura a quattro anni compiuti, e anche la carne di vitello. Frutta "in quantità moderate, eccetto melone, anguria, pesca…" e mai per merenda o per cena.

Adesso comprendi perché i bambini mangiavano? Tu, cara lettrice, preoccupatissima perché tuo figlio non mangia nulla, ti saresti presa una bella ramanzina se avessi spiegato al dottor Ulecia quante cose mangia il tuo angioletto. Frutta, verdura, carne e pesce prima dell'anno, bicchieri interi di latte… lo ucciderai! (e sicuramente avresti dovuto pagare 10 pesetas per la visita, una bella sommetta). Ricordalo la prossima volta che tuo figlio non vuole mangiare la frutta: il suo bisnonno non ha assaggiato la frutta prima dei tre anni!

Il problema del "bambino che non mangia" sorge da uno squilibrio tra quello che il bambino mangia e quello che sua madre spera che mangi. E' probabile che i bambini abbiano mangiato sempre più o meno alla stessa maniera. Ma quello che le madri si aspettano (almeno le madri che vanno dal pediatra o leggono libri) è cambiato radicalmente nel corso di questo secolo. Oggi, se nostra figlia dà tre piccoli morsi a una mela, siamo disperati perché ci hanno detto che dovrebbe mangiare mezza mela, mezza pera, mezza banana e mezza arancia con biscotti. Anche nostra nonna dava tre piccoli morsi alla mela, ma la nostra bisnonna si guardava bene dal confessarlo al pediatra…

Molte volte ci hanno detto che è imprescindibile abituare i bambini a mangiare una varietà di alimenti fin da molto piccoli perché altrimenti in futuro si rifiuteranno di assaggiarli e saranno capricciosi. Non è vero. I nostri bisnonni non mangiavano "cibo normale" fino a cinque anni e nonostante tutto si adattavano perfettamente a una dieta adulta. Niente di meno che alla famosa dieta mediterranea, senza coloranti nè conservanti. Non sarà, al contrario, che 100 anni fa frutta, verdure e legumi erano una ghiottoneria a lungo attesa, e ora siamo riusciti a trasformarli in una tortura temuta?

Venti anni dopo, nel 1927, il dottor Puig y Roig, nella sua opera *Puericultura*[27] non menziona neppure l'esistenza di bambini inappetenti o che non mangiano. Raccomanda la prima pappa (una zuppa di pane e aglio) a 6 o 8 mesi. La dieta di un bambino di un anno sarebbe stata:

> Alle 6 : il seno.
> Alle 9: il seno.
> Alle 12: una zuppa salata.
> Alle 16: il seno.
> Alle 19: una zuppa dolce.
> Alle 23: il seno.

La zuppa salata contiene solamente pane, sale e aglio. La zuppa dolce è fatta con farina di avena o riso e può contenere latte. Disgraziatamente, l'opera del dottor Puig si concentra sul primo anno e dà appena vaghe indicazioni sull'introduzione del resto degli alimenti.

Ma possiamo incontrare tutti i dettagli necessari nell'opera del suo collega e concittadino, il dottor Goday che, solo un anno dopo, pubblicò *Alimentazione del bebé durante la prima infanzia*[28] (1928), l'unica opera fra quelle qui citate che non è diretta alle madri ma ai medici. Non menziona per nulla l'inappetenza o il problema dei bambini "che non mangiano". Raccomanda anche la prima zuppa leggera di farina e acqua a 8 mesi; e all'anno (tra i 10 ed i 15 mesi) raccomanda la seguente dieta:

> Due pappe di farina [farina e acqua] e quattro poppate (o quattro bicchieri di latte con zucchero). Dopo l'anno si può cercare di aggiungere un tuorlo d'uovo in una delle pappe. Al posto di queste, potremo dare anche zuppe di latte [farina e latte].

Tra i 15 e i 18 mesi si introducono il purè di patate, il pane, l'uovo e la pasta. Tra i 18 ed i 24 la carne e il pesce.

> Il purè di verdure, come gli spinaci, si può dare in piccole quantità. Sono molto poco nutrienti...
> Si può dare la frutta dall'età di 18 mesi, ma solo cotta, sottoforma di composte o confetture. Solo nel corso del terzo anno autorizzeremo l'uso di frutta al naturale ma in quantità ridotte.

Le raccomandazioni del dottor Goday continuano ad essere molto differenti dalle attuali, sebbene probabilmente abbiano fatto venire i brividi al dottor Ulecia ("verdura prima dei due anni! meno male che gliene danno poca", ha dovuto pensare il venerabile anziano).

Non sono molto diverse le raccomandazioni del dottor Roig y Raventós, nel 1932, nella quarta edizione delle sue *Nozioni di puericultura*[29]. La prima pappa (piccola zuppa di pane e aglio, e poi il seno) si dà a 8, o meglio a 10 mesi. L'alimentazione all'anno è cambiata di poco:

> Alle 7: il seno.
> Alle 10: il biberon.
> Alle 13: una zuppa salata e seno.
> Alle 16: il seno.
> Alle 19: una zuppa dolce e seno.
> Alle 22: il seno.

La zuppa salata contiene acqua, pane e aglio.

A partire da 18 mesi si raccomanda pane con burro, tuorlo d'uovo, succo di pomodoro, uva e arancia, pasta, legumi. Il pesce si dà a due anni e mezzo e il pollo a tre anni.

Per il dottor Roig, l'eccesso di alimentazione continua ad essere il maggiore pericolo:

> La maggior parte delle malattie dell'infanzia è causa-

ta da un'alimentazione eccessiva.

Sebbene ancora molto scarse, se confrontate con quelle preparate oggi, le pappe che gli esperti raccomandavano negli anni
Venti e Trenta venivano somministrate più precocemente e in
quantità più abbondanti rispetto all'inizio del secolo. Perché?
Come ha inciso questo sull'appetito dei bambini? Il dottor Roig
nel 1932 non parla di inappetenza, ma è probabile che il conflitto si stesse già preparando. Presto o tardi, se le raccomandazioni continuano ad aumentare, un certo numero di bambini
sarà incapace di mangiare tutto.

Nel 1936, nella quinta edizione della sua opera[30], il dottor Roig
fa alcune modifiche. L'anticipazione delle pappe continua,
lenta ma inesorabile. La frase:

> Alla fine del secondo semestre conviene che la crea-
> tura conosca il gusto salato. (1932)

è stata sostituita da:

> Nel secondo semestre conviene che la creatura
> conosca il gusto salato. (1936)

Si introduce anche il succo di frutta cruda a partire dai 4 mesi,
per prevenire lo scorbuto:

> Lo scorbuto si presenta nei bambini cresciuti con latte
> artificiale sterilizzato che, per essere reso simile al latte
> umano, è stato *profanato* dalla scienza chimica fino al
> punto da distruggere le poche vitamine che contiene.

All'aumentare delle razioni, aumenta, senza dubbio, anche il
numero dei bambini che non possono mangiare tutto quello che
viene loro consigliato. Nel 1936 comincia il conflitto (non è
l'unico conflitto che viene alla luce in quell'anno in Spagna, e
senza dubbio entrambi i conflitti stavano covando da molto

tempo) [*N.d.T.* L'autore si riferisce alla guerra civile spagnola].
E viene alla luce quando il dottor Roig aggiunge, alla fine del
suo libro, tre capitoli dedicati al dimagrimento, al rachitismo e
all'inappetenza. Quest'ultima merita due pagine: "La mancanza
di appetito nei bambini è una delle cause più frequenti di preoccupazione familiare".

Abbiamo già il quadro completo: i bambini che non mangiano
e le madri preoccupate! Ma, in quel primo periodo, esisteva
ancora un gruppo di madri (oggi, sembra, quasi totalmente
estinto) che apparivano al dottor Roig tanto strane quanto
minacciose: le madri che non sono preoccupate, quelle che
ancora difendono il diritto dei loro figli a non mangiare, rifiu-
tando le raccomandazioni dell'esperto:

> Una scena che tristemente si ripete nel consultorio del
> pediatra (medico dei bambini) è la seguente: dopo
> aver stilato una dieta adeguata al caso clinico ed aver-
> la sottoposta alla famiglia, a volte, molto prima di aver
> terminato la sua lettura, la madre, davanti al figlio,
> interrompe il medico per dirgli: "Non riuscirà a mangia-
> re tutto quello che lei ci sta consigliando!" Il figlio, da
> quel momento, sa già che avrà come difensore della
> sua ostinazione nel rifiutare il cibo sua madre [...].
> Davanti al figlio non si deve mai screditare un superio-
> re e tanto meno un medico.

Una frase sorprendente, e ancor di più se pensiamo che è stata
scritta nel 1936 in catalano e in "zona rossa" (*N.d.T.* E' il nome
che i franchisti davano alla zona repubblicana). Fortunatamente i
pediatri attuali non si considerano "superiori" alle madri, né pensano che una madre che non si limiti ad obbedire in silenzio al
pediatra sia "indegna di prendersi cura di suo figlio".

Altre volte la madre appare come colpevole per eccesso di affetto:

> E' anche tristemente frequente che l'inappetenza,

> come il vomito nervoso degli scolari, si presenti in
> bambini circondati da *affetto eccessivo, mal dosato e
> troppo concentrato* [...]. Il vomito è la conclusione
> della battaglia che ogni giorno si combatte a tavola
> con gli inappetenti nervosi.

Infine, la madre può semplicemente sbagliarsi:

> Esiste anche una *inappetenza immaginaria*: i bambi-
> ni mangiano bene ma le madri, senza alcun fonda-
> mento scientifico, immaginano che il loro figlio non
> mangi a sufficienza e ogni giorno esplode una batta-
> glia inutile.

Quello che manca completamente - e ci mancherebbe altro! - è
il caso in cui un bambino non mangia perché non ha bisogno di
tutto quel cibo che gli era stato prescritto dal suo pediatra in
una dieta eccessiva. Lontano dal rivedere le loro teorie alla luce
dello scarso successo avuto dalla loro applicazione, gli esperti
nutrizionisti dell'epoca decidono di andare avanti a vele spiega-
te. La settima edizione[31] dell'opera del dottor Roig (1947), ora
in castigliano (*N.d.T.* L'opera questa volta viene scritta durante
il Franchismo e quindi in castigliano, lingua nazionale), contiene cambiamenti drastici.
La prima pappa (zuppa di aglio) si anticipa da 8 o 10 mesi a 6.
Il menu per il bambino di un anno è lo stesso del 1932 sopra
indicato, sebbene le ore siano cambiate senza che si spieghi il
motivo (ora sono le 6, 9, 12, 16, 21 e 24). La "zuppa salata" del
1932 che conteneva solo pane e aglio adesso, nel 1947, include
formaggio, pollo o pesce:

> Alcuni bambini tollerano, da sette a otto mesi, che si
> aggiunga nella zuppa mezzo tuorlo sodo o un cuc-
> chiaino di formaggio grattugiato o un cucchiaino di
> burro, che devono bollire due minuti, o un cucchiaino
> di purè di fegato (bollito e tagliuzzato). Ogni giorno

un alimento diverso.

Anche il primo biberon "educativo" si anticipa da 10 a 6 mesi. Si minacciano con terribili disgrazie quei bambini che non prendono la pappa a una determinata età. Curiosamente questa età si anticipa a sei mesi e il bambino, che ieri stava perfettamente, oggi può trasformarsi in panna!, senza che l'autore dia alcuna spiegazione sui motivi che lo hanno portato a cambiare criterio:

> E' necessario che, all'avvicinarsi della fine del primo anno, la creatura prenda qualcosa di più del seno, perché il latte contiene pochissimo ferro e, se il bambino vive solamente del latte materno, diventa bianco e fiacco. Sono i *bambini di ricotta*. (1936)

> E' necessario che, all'avvicinarsi della fine del primo semestre, la creatura prenda qualcosa in più del seno, perché il latte contiene pochissimo ferro e, se il bambino vive solamente del latte materno, diventa bianco e fiacco. Sono i *bambini di panna*. (1947)

Per il dottor Ramos, che pubblicò la sua opera *Puericultura*[32] nel 1949 (prima edizione 1941), il "bambino che non mangia" non sembra essere un problema importante. Il libro dedica ampi capitoli all'educazione e alla disciplina dei lattanti e dei bambini piccoli, ed appena un paio di paragrafi al cibo:

> Quando un bambino, che normalmente mangia bene, rifiuta il cibo, la madre non deve insistere facendoglielo inghiottire a forza ma, al contrario, lo sottoporrà ad alcune ore di dieta con acqua minerale, infusioni o succhi di frutta, essendo sufficienti queste misure per vincere l'inappetenza.

Riconoscere che alcuni bambini non hanno bisogno di tanto

cibo non gli fa, tuttavia, ridimensionare le sue raccomandazioni generali. Succo di frutta a 3 mesi, cereali a 4, purè di verdura a 5, purè di frutta a 5 e mezzo, biscotti a 6, tuorlo d'uovo a 7, fegato a 8... A 10 o 12 mesi la dieta è certamente sostanziosa:

> 7 del mattino. Prima poppata.
> 10 del mattino. Pappa di 150 gr con un cucchiaino colmo di farina. *Tre cucchiaini di tuorlo tre volte alla settimana, che, nei mesi successivi, si aumentano fino ad arrivare a un tuorlo al raggiungimento dell'anno, per tre giorni la settimana.* Seconda poppata.
> 2 del pomeriggio. Tre cucchiai di purè di verdura misti a *un cucchiaio* (10 mesi) o *due cucchiai* (11 mesi) *di patata* (purè misto). Tre cucchiaini di fegato nei tre giorni in cui non prende il tuorlo d'uovo. Un poco di acqua bollita o minerale. Purè di frutta.
> 6 del pomeriggio. Pappa di 150 gr con un cucchiaino colmo di farina. *Terza poppata (si sopprime all'anno).*
> 10 di sera. Da 5 a 8 cucchiai di zuppa (da 75 a 120 cc). Quarta poppata.

Mangeranno tutto questo? Ci sono motivi per dubitarne.
Per il dottor Blancafort, che pubblicò nel 1979 l'opera *Puericultura attuale*[33] (sembra che la prima edizione sia del 1968 e non è chiaro se avesse subito delle modifiche) l'inappetenza è un tema importante, "una causa frequente di problemi madre-figlio" e costituisce il primo paragrafo del capitolo sulle "Alterazioni digestive più frequenti nel bambino". Dedica all'argomento sei pagine, con descrizioni simili a quelle che farebbe qualsiasi altro pediatra attuale:

> L'*inappetenza* o *anoressia* [...] costituisce una delle cause più frequenti per cui la madre, preoccupata tanto da arrivare quasi a credere che, al persistere della situazione, suo figlio morirà di fame, chiede la consulenza del medico [...] deve considerarsi come una fase passeggera e quasi normale in tutti i bambi-

ni [...]. Generalmente il problema dell'inappetenza
non si manifesta in tutta la sua importanza prima del
compimento del primo anno di vita.

La cura raccomandata dal dottor Blancafort, naturalmente, è
molto simile a ciò che è stato già esposto in queste pagine: non
forzare il bambino, non distrarre né minacciare, non dargli
medicine, riconoscere che non ha bisogno di mangiare tanto...
Ma questo comportamento comprensivo non gli impedisce di
salire sul carro dell'anticipazione delle pappe, e così anch'egli
raccomanda di iniziare a 3 mesi e non a poco a poco: inizialmente due pappe giornaliere di farina e latte e una di frutta. A 4
mesi verdura. Tuorlo e fegato a 6 mesi (ma a volte anche a 4)...
Naturalmente nella dieta per i bambini di 10 o 12 mesi non si
menziona più nessuna poppata e, la cosa più sorprendente, nessun biberon. Gli anni Settanta segnarono il trionfo dei "cibi
solidi":

> Colazione: una pappa dolce che può completarsi con
> alcuni biscotti.
> Pranzo: zuppa o purè di verdura o di patate aggiun-
> gendo la razione corrispondente di carne, fegato,
> cervello, eccetera. Frutta come dessert o un poco di
> formaggio.
> Merenda: pappa completa di frutta o yogurt di frutta o
> biscotti.
> Cena: una pappa dolce con un tuorlo d'uovo o una
> zuppa con tuorlo d'uovo o prosciutto dolce o pesce o
> una besciamella.

All'anno si introducono legumi secchi, frutta secca, salsa,
dolci, pasticcini e cacao. Non sorprende che il dottor Blancafort
dovesse dedicare sei pagine al tema dell'inappetenza!
Questa mia non vuole essere un'analisi storica completa; non
sono stati cercati sistematicamente tutti i libri o le fonti di infor-

mazione sul tema. Ma dà l'impressione che "il bambino che
non mangia", come preoccupazione e motivo di frequenti visite
ai pediatri, sia nato negli anni Trenta e si è andato estendendo
progressivamente, seguendo i cambiamenti delle raccomandazioni sull'alimentazione infantile.

L'alimentazione dei bambini è cambiata, nel corso di questo
secolo, quasi tanto quanto la lunghezza delle gonne o la lar-
ghezza delle cravatte. Ogni generazione di pediatri ha raccomandato una dieta totalmente diversa dalla precedente (cioè
distinta da quella che i loro professori avevano insegnato
all'Università e ancor più diversa da quella che loro stessi avevano ricevuto nella loro infanzia). Ogni pediatra ha cambiato
dieta lungo la sua vita professionale. Ogni generazione di
pediatri ha dovuto affrontare la difficoltà di "insegnare" le
nuove scoperte della scienza alle madri, lottando contro i consigli delle nonne che seguivano le norme dei pediatri di trenta
anni prima. Questa povera madre o nonna, che non fa altro che
ripetere quello che le ha consigliato un altro pediatra o che ha
letto in altri libri, è accusata di essere ignorante sull'alimentazione infantile. Nessun autore si preoccupa di commentare le
diete antiche per spiegare le cause delle differenze e il perché
dei progressi della scienza. No, ogni autore raccomanda diete
appena inventate come colui che predica i Dieci Comandamenti
e ne esige obbedienza istantanea. I pediatri di oggi solitamente
raccomandano la prima pappa a sei mesi e si scontrano con
madri, e soprattutto con nonne, abituate alle precocissime pappe
degli anni Settanta. ("Cosa? Ti ha detto, di allattarlo solo al
seno? Avrebbe dovuto prendere già tre pappe!"). Cinquant'anni
fa, invece, il problema era il contrario, ed il dottor José Muñoz,
autore di *Madre...cresci tuo figlio!!*[34] (1941), critica l'interferen-
za delle nonne in questo dialogo immaginario:

"Ma come, dai già le pappe al piccolo?..."
"Il dottore me l'ha ordinato e io, obbedendo ai suoi
ordini, seguo fedelmente ciò che mi comanda".

"Non so cosa ti dica; - risponde la nonna - ai miei tempi amavamo di più i figli; ne ho avuti cinque e non ho voluto dargli altro che il mio seno fino a ventisei mesi. Questione di moda. Come cambiano i tempi!... In questi, volete fare tutto di corsa, presto... che cammini presto... che parli presto... che mangi presto..."

Sarebbe assurdo pensare, nonostante tutto, che l'alimentazione dei bambini cambiasse semplicemente per moda. Stiamo parlando di autentici esperti della nutrizione che erano al passo con i progressi scientifici del loro tempo. Forse si sbagliavano (è ovviamente impossibile che tutti avessero ragione quando dicevano delle cose così diverse tra loro); ma senza dubbio c'era un motivo perché avvenissero cambiamenti così radicali.

Credo che uno di questi motivi sia stata l'introduzione dell'allattamento artificiale. Nel 1906 praticamente tutti i bambini venivano allattati al seno, dalle loro madri o da una balia (il dottor Ulecia certificava le balie per 15 pesetas). Alcuni bambini venivano già allattati artificialmente con latte vaccino zuccherato, con i disastrosi risultati che si possono immaginare. La capacità dei piccoli lattanti di digerire e metabolizzare l'eccesso di proteine e di sali minerali del latte vaccino è limitata ed era fondamentale limitarne estremamente le dosi. Di qua la grande preoccupazione per la sovralimentazione e i rigidi orari delle poppate.

Disgraziatamente, gli esperti credettero che gli orari, che forse erano necessari per i bambini che prendevano il latte vaccino, potevano andar bene anche per coloro che venivano allattati al seno. Anche quando la percentuale di bambini che prendevano il latte con il biberon era molto bassa, i pediatri avevano più esperienza con bambini allattati con biberon che con bambini allattati al seno, semplicemente perché i primi si ammalavano molto di più e quindi venivano visitati più spesso dei secondi. A quei tempi, inoltre, i poveri non andavano dal pediatra, a maggior ragione se erano sani (portare un bambino dal pediatra per una "visita" era qualcosa di impensabile). E' difficile oggi rendersi conto (a meno che non si conosca bene il Terzo Mondo dove la situazione continua ad essere la stessa) della tremenda mortalità che l'allattamento artificiale causava a quei tempi. Il dottor Ulecia cita a tal proposito un altro esperto francese, il dottor Variot:

> Le madri che negano il seno ai loro figli, soprattutto nei primi due mesi di vita, e li sottopongono dalla nascita ad allattamento artificiale esclusivo, li espongono a maggiori rischi di morire rispetto a quelli che corre un soldato nei campi di battaglia.

I bebé che venivano allattati al seno fino a un anno crescevano senza problemi perché il latte materno contiene tutte le vitamine e i nutrienti necessari. Per i pochi che prendevano il latte vaccino intero, la raccomandazione era di non sovraccaricare ancora di più il sistema digestivo. Ma la situazione si deteriorò rapidamente. Venti anni dopo, il dottor Roig si lamenta del fatto che è sempre più difficile trovare una buona balia e i suoi libri sono pieni di pubblicità di latte artificiale.

Negli anni Trenta i bebé prendevano latte preparato industrialmente, nel quale era stata ridotta la quantità di proteine ma erano state anche distrutte le vitamine con il processo di sterilizzazione. Quindi era necessario introdurre altri alimenti: soprattutto frutta, verdura e fegato per evitare lo scorbuto o importanti carenze vitaminiche, cereali ed altri alimenti fatti in casa per ridurre rapidamente le dosi del costoso latte artificiale (o le madri più povere sarebbero tornate al latte vaccino intero, probabilmente non sterilizzato, difficile da digerire e, a volte, veicolo di trasmissione della tubercolosi).

Un eccesso di entusiasmo ha portato a consigliarne una quantità che i bambini difficilmente potevano riuscire a ingerire, e molto meno i bambini allattati al seno che non avevano bisogno per nulla delle pappe.

Per disgrazia tutti gli esperti sembra che abbiano commesso lo stesso errore: prescrivere ai bambini allattati al seno le stesse pappe che venivano date a quelli che prendevano il biberon.

Negli anni Settanta, la produzione di latte artificiale era migliorata tanto da non far più ammalare di scorbuto, o di rachitismo, o di anemia i bambini che prendevano il biberon. Non era più necessario il succo di arancia per evitare lo scorbuto e, al contrario, si iniziarono a evidenziare i possibili pericoli, più sottili, delle pappe troppo precoci: le allergie e le intolleranze, la celiachia. Si tornò progressivamente a ritardare le pappe: a tre mesi, a quattro, poi a sei mesi. Personalmente non credo che il processo sia terminato e sarà interessante vedere cosa ci offrirà il futuro...

Epilogo
E se obbligassero noi a mangiare?

Il blitz della Polizia Nutrizionale

Il sole brillava nell'alto di un cielo senza nubi e l'aria odorava di erba appena tagliata quando Edmundo Tavares decise di entrare alla "Carpa dorata", un ristorante gradevole e non troppo caro. Dal suo tavolo Edmundo godeva di un bel panorama sul parco e sulle magnolie in fiore. Ma, essendo un attento osservatore della natura umana, nonostante l'attrazione suscitata dal parco, preferì sedersi in modo da dominare l'interno del ristorante.

La clientela era varia e affascinante. Di fronte a lui un individuo obeso e sudato mangiava rumorosamente a quattro palmenti, fermandosi soltanto per travasare dentro il suo corpo incredibili quantità di vino economico. Per alcuni secondi Edmundo seguì come in un sogno i movimenti della sua pappagorgia: una massa bianchiccia e ondulante come dune di sabbia finissima. Non era uno spettacolo capace di intrattenere nessuno per molto tempo; Edmundo infatti ignorò presto il suo grasso compagno per fissare lo sguardo su una giovane molto magra, quasi spirituale seduta al tavolo vicino. "Magra, quasi spirituale... ridicolo!" si disse. Quante volte aveva letto questa descrizione in chissà quali libri, e "spirituale" si associava nella sua mente a una sfumatura filosofica o religiosa, forse soprannaturale. Ora, vedendo quella ragazza pallida, con lo sguardo perduto in chissà quali strane reminescenze, di fronte a un piatto di maccheroni quasi intatto, comprese che "spirituale" in quel momento aveva un significato molto più terreno, incorporeo semplicemente perché non aveva corpo, come in quella battuta dei suoi giorni da studente: "Sei più magro della radiografia di un sospiro".

Al centro del salone, accanto alla vasca dove nuotava la carpa dorata che dava il nome al locale, degli agenti, vestiti di tutto punto (la donna si distingueva solo perché non portava la cravatta) discutevano in maniera eccitata sopra uno spiegamento di statistiche e documenti che quasi occultavano i piatti e i telefoni cellulari. Edmundo sorrise pensando ai preziosi contratti macchiati di salsa e grasso. Ma no, sono professionisti, sicuramente riescono a leggere una relazione su un'insalata russa senza il minimo incidente.

Più in là, in un angolo appartato, due fidanzati si guardavano come degli stupidi, con le mani intrecciate sul tavolo. Adesso si ritorna a intrecciarsi le mani sul tavolo... come cambia il mondo! O era la sua generazione che aveva poche opportunità per intrecciare qualcosa in altri posti? "Starò invecchiando?" pensò ricordando altri tavoli e altre mani.

Non era facile perdersi tra i pensieri perché le risate e le urla di un rumoroso gruppo di studenti, seduti a un tavolo situato alle sue spalle, lo riportavano continuamente alla realtà. Li guardò con la coda dell'occhio, discretamente. Scherzavano chiassosi, senza preoccupazioni, senza rispetto delle convenzioni sociali né timore di sembrare ridicoli. Come succedeva sempre quando guardava un gruppo di giovani, gli sembrò di riconoscere qualche volto familiare, ma scacciò subito la ridicola idea... anche loro adesso avranno 40 anni.

Gli avevano appena portato l'insalata quando un silenzio denso e freddo si estese nell'ampia sala del ristorante come le onde in uno stagno. Le temute uniformi nere della Polizia Nutrizionale prendevano rapidamente posizione. Non li aveva visti arrivare dal parco, senza dubbio erano entrati dalla porta di servizio. Era una mezza dozzina di poliziotti sotto il comando di un tenente molto giovane e impeccabile. Questi ufficiali appena usciti dall'accademia, rigidamente pedanti e desiderosi di dimostrare le loro capacità, erano sempre i peggiori e i più temuti. I loro stessi uomini erano terrorizzati. Non ne avrebbero fatta passare neanche una.

Una poliziotta di mezza età si diresse rapidamente al tavolo degli agenti. Non diede loro il tempo di conservare i contratti e le relazioni, e requisì tutto bruscamente. "A tavola non si gioca!". Il più giovane cercò di accennare una protesta ma la donna lo fermò con un gesto imperioso. Qualsiasi resistenza sarebbe stata inutile. Forse, mostrando una totale sottomissione e mangiando senza fiatare, gli avrebbero dato indietro i documenti dopo il dessert.

Gli scherzi erano terminati al tavolo degli studenti. Un arresto per cattivi comportamenti a tavola poteva significare il disonore per le loro famiglie e l'espulsione dall'università. Mangiavano molto composti, in assoluto silenzio, portandosi la forchetta o il cucchiaio ritmicamente alla bocca. Forse stavano troppo composti, o forse mangiavano troppo all'unisono? Le braccia salivano e scendevano con precisione coreografica. Il poliziotto che li osservava aveva il vago sospetto che lo stessero prendendo in giro. Ma per quanto si sforzasse, non riusciva a notare nulla di chiaramente illegale nei loro comportamenti, tanto che decise di girarsi e ignorarli. Varie persone sedute ai tavoli circostanti repressero un sorriso di approvazione: "Forse questa gioventù vale più di quello che sembra, dopo tutto".

Si sentirono grida appena velate provenienti dalla cucina. In tutti i ristoranti si affrettavano a fare sparire qualsiasi resto di alimento attraverso il condotto di scarico; ma questa volta l'inesperienza di uno degli apprendisti aveva permesso alla PN (Polizia Nutrizionale) di scoprire un piatto con mezza porzione di cannelloni. Le leggi che impedivano di lasciare cibo nei piatti erano implacabili. Il proprietario si perdette in spiegazioni.

- Sono sempre stato in regola, voi lo sapete. Il cliente si è rifiutato di finirli e si è dato alla fuga. Non abbiamo potuto evitarlo. Ancora non abbiamo avuto tempo di riempire i moduli di denuncia e proprio per questo abbiamo conservato il piatto.

Bisogna fargli la foto per la pratica... Ma siamo puliti. Guardi il contenitore degli avanzi, è vuot...

Con un gesto drammatico il proprietario mostrò il recipiente e le parole gli morirono sulle labbra. Resti di stufato! Il nuovo apprendista aveva commesso un altro errore e questo poteva essere fatale. La poliziotta li fulminò con lo sguardo, esigeva una spiegazione. Prima che gli altri uscissero dalla loro paralisi l'apprendista avanzò tremante:

- Ho dovuto buttarli via perché mi è caduto il piatto per terra, ma non si è rotto.

- Il cibo non si butta via! - ruggì il proprietario -. Un altro errore e ti licenzio.

E dopo, rivolgendosi ossequioso alla poliziotta:

- E' nuovo, è sempre più difficile trovare personale ben preparato.

Ma non aveva smesso di osservare soddisfatto la rapidità dell'apprendista nel coprire il suo errore e inventare una scusa. In tempi simili, sempre sotto la minaccia di vedere il ristorante espropriato e posto sotto il controllo diretto della PN, l'astuzia e la rapidità di riflessi erano qualità preziose.

Edmundo Tavares non perdeva nessun dettaglio di quanto stava succedendo nel salone, senza smettere per questo, neanche per un istante, di far finta di prestare attenzione esclusivamente alla sua insalata. Si congratulò per la sua scelta: un piatto leggero ma che stranamente incontrava sempre l'approvazione della PN. I Nutrizionali erano affascinati da tutto ciò che era verde. I due piccioncini dell'angolo avevano smesso immediatamente di intrecciare le loro mani ma non potevano evitare di lanciarsi di tanto in tanto sguardi rapiti. La poliziotta, che era stata così severa con i due agenti seduti al tavolo, sembrava adesso più accondiscendente, ma un freddo sguardo del suo tenente le ricordò il suo dovere. Si mise sull'attenti accanto al tavolo e iniziò a marcare il passo con voce stridente.

- Mangiare e fare silenzio! Cucchiaio al piatto, cucchiaio alla bocca, uuuuno, duuuue, cucchiaio al piatto, cucchiaio alla bocca, uuuuuno, duuuuue.

L'uomo grasso che gli stava seduto di fronte era molto nervoso e guardava i poliziotti dissimulando. "Sta cercando di distinguere le sigle," comprese immediatamente Edmundo, "deve essere un po' miope".

I nutrizionali SS (Super Strutto), dovevano avere un peso superiore alla media e quanto più alto era, meglio andava; ma erano sempre in lotta con i nutrizionali SA (Solo Atletici), per i quali il peso ideale stava tra i percentili 25 e 75. Come conseguenza di queste lotte interne al regime, la vita degli individui il cui peso stava sopra il percentile 75 o tra i percentili 25 e 50 si era fatta molto difficile. Ma non tanto quanto quella dei disgraziati che stavano sotto il percentile 25; la maggior parte di loro erano stati costretti a espatriare in esilio prima della chiusura totale delle frontiere.

Questa volta si trattava di nutrizionali SS e l'obeso si tranquillizzò non appena ne fu certo. E in più si azzardò a dire qualcosa di alquanto rischioso:

- Cameriere, questa coscia di agnello era buonissima. Potrei fare il bis?

Il disgusto del cameriere era evidente ma non aveva scelta. Con la PN SS nel locale il bis era garantito. Il proprietario in persona portò sorridente la nuova porzione. La vendetta, nonostante tutto, era sottile: il piatto era completamente pieno. Il grassone, vedendolo, impallidì; si aspettava solamente "un poco di più", ma quello era eccessivo, e lasciare qualcosa che lui stesso aveva chiesto era il peggiore dei crimini.

Troppo tardi il proprietario si pentì del suo stratagemma. Solo dopo, infatti, comprese che l'intento di chiedere il bis non era stato fatto con lo scopo di approfittarsi della situazione ma solo per cercare protezione. Perseguitati dalle SA l'unica salvezza degli obesi era avere buoni amici nelle SS. Vergognatosi improvvisamente, cercò di offrirgli una via d'uscita:

- Mi dispiace molto, signore, ma è finito il budino con la panna - sussurrò cordialmente -, dovrà chiedere un altro dessert. Le suggerisco un succo d'arancia.

- D'accordo - rispose l'obeso e nei suoi occhi si leggeva la gratitudine. Forse sarebbe riuscito a finire la coscia d'agnello. Ed iniziò a mangiare.

In quel momento il tenente si trovava vicino alla vasca dei pesci.

- Perché questo pesce non mangia?

- Ha appena finito - si scusò il proprietario, - ma non importa.

Prese un po' di mangime secco dal pacchetto di cibo per i pesci e lo buttò nell'acqua. La carpa si affrettò a divorarlo.

- Le carpe trovano sempre uno spazio nel loro stomaco. Per questo le ho scelte per dare il nome al mio locale.

Il tenente quasi sorrise. "E' stata una buona idea comprare la carpa", pensò il proprietario, sperando che l'incidente dello stufato nella spazzatura fosse totalmente dimenticato.

Ma il freddo sguardo del tenente si fissò allora sulla ragazza magra. Il silenzio si fece ancora più pesante. Non solo sembrava essere sotto il percentile 25 (le imbottiture dei vestiti non potevano occultare la magrezza delle guance), ma inoltre il piatto era ancora molto pieno e lei mangiava con una lentezza esasperante. Anche da quella distanza Edmundo poteva dire che la ragazza stava sudando e gli sembrava di sentire i battiti del suo cuore.

Dopo averla contemplata per alcuni lunghissimi secondi, il tenente fece un gesto a uno dei poliziotti che si avvicinò deciso verso la giovane.

- Andiamo, mangi un po', è molto buono. Così, mooolto bene. Lei deve crescere e mettere un poco di carne intorno alle sue ossicina. Andiamo, un altro cucchiaino, cooosì, che bella che diventa quando mangia. E' stanca, vita mia? io l'aiuterò. Mi dia la forchetta. Guardi l'aereo che sta arrivando brrr brrrrr! L'aereo con i maccheroncini per la mia bambina! Molto bene! Guardi, un uccellino sulla finestra, che uccellino grazioso. Vede come apre il beccuccio? Mooolto bene, un pochino di più. Adesso questo pochino peeer la nonnina, quest'altro pochino peeer papà... Avanti, non lasceremo questi maccheroni così buoni. Il cuoco li ha fatti con tanto amore. Così, molto bene, ormai manca poco. Non vuole andare al cinema questa sera? Bene, prima bisogna finire il pranzetto per essere forti. Ah, che buono, come mangia la mia bambina!

Lentamente e penosamente i maccheroni sparirono e il poliziotto della PN raccolse la salsa con un pezzetto di pane e lo mise in bocca alla donna terrorizzata. E ancora mancava la bistecca con le patate! Edmundo, come molti altri clienti del ristorante, tratteneva il respiro. Era chiaro che non sarebbe riuscita a terminare il secondo piatto.

Il cameriere portò la carne. Aveva messo la bistecca più piccola che aveva trovato e la quantità minima di patate, e diresse alla giovane uno sguardo di complicità. Lei poté appena accennare un sorriso di gratitudine; la porzione era, in ogni caso, molto al di sopra delle sue possibilità e il cameriere lo sapeva. Ma non poteva esporsi ulteriormente; in varie occasioni la PN aveva fatto pesare porzioni sospettosamente piccole!

Il poliziotto tagliò la carne in pezzetti piccolissimi e tornò alla sua inesauribile tiritera. Ma ogni cucchiaiata era sempre più penosa ed era sempre più palpabile il terrore dell'una e la collera dell'altro. Edmundo, come altri clienti, cercava di concentrarsi sul proprio piatto, sul ritmico andare e venire della forchetta. Non vedere, non sentire e non pensare; semplicemente sopravvivere. Quante volte aveva sognato di fare un gesto eroico: in un impeto di dignità alzarsi e gridare: "Lasci questa signorina, la lasci in pace!". E invece dovette inghiottire la propria codardia ed ascoltare il poliziotto che additandolo diceva alla donna:

- Guardi questo signore come mangia. Lui sì che si comporta bene! Avanti, lei deve diventare grande come questo signore!

La giovane, con lo sguardo perso nel vuoto, apriva e chiudeva meccanicamente la bocca, mentre due lacrime le scivolavano sopra le guance che si gonfiavano pericolosamente. "Non inghiotte da un po' di tempo" pensò Edmundo. All'improvviso, con un suono da far rabbrividire, un miscuglio di tosse e nausea, la donna lasciò cadere una palla: un ammasso di carne secca e penosamente masticata.

- Tenente, sta facendo la palla!

L'ufficiale si avvicinò deciso. Uno schiaffo sonoro ruppe il costernato silenzio. E' finita, pensò Edmundo, sono finiti gli aerei e le parole gentili. Non c'era nessuna pietà per i terroristi della palla. Sapeva quel che sarebbe successo: le avrebbero fatto inghiottire il ripugnante ammasso di carne e quello che ancora restava nel piatto. Le avrebbero aperto la bocca con la forza, affondando con due dita di ferro le delicate guance tra i suoi stessi denti in modo che si sarebbe morsa se avesse cercato di chiuderla. L'avrebbero rimpinzata di cibo fino a farla vomitare, avrebbe vomitato sul piatto e le avrebbero fatto mangiare di nuovo il suo vomito. Edmundo chiuse gli occhi angosciato, inspirò lentamente e profondamente cercando di non vomitare lui stesso, mentre ascoltava le grida di terrore della giovane:

- Non ne voglio più! Non ne voglio più! Non ne voglio più!

Edmundo si sforzò di aprire gli occhi. Buio. Comprese subito che era stato tutto un sogno. "Che sogno ridicolo" pensò. "Polizia Nutrizionale? A chi può mai venire in mente una cosa simile?" E tuttavia si sentiva ancora sudato e agitato. Era sembrato tutto così reale. Soprattutto quell'ultimo grido.

- Non ne voglio più! Non ne voglio più!

Un'altra volta! Lo stava sentendo! Il terrore attraversò la sua spina dorsale. Ma no, non era un sogno. Era sua figlia Vanessa di due anni che nella stanza vicina gridava nel sonno. Che strano, è possibile che abbiamo fatto lo stesso sogno? No, chiaro, deve essere sveglia. E' così, devo essere stato io a gridare nel sonno e lei adesso lo ripete per richiamare l'attenzione. Questi bambini le sanno proprio tutte! Ci ha già avvertito il dottore quando ci ha spiegato come insegnarle a dormire. Ci ha detto che avrebbe usato tutti i trucchi possibili per farci andare nella sua stanza da letto di notte. Ma non penso minimamente di alzarmi. Deve imparare a dormire sola, fine della presa in giro.

Di certo, un giorno di questi, dovremmo parlare con il medico riguardo al cibo. Mangia sempre meno e in più, adesso, ci vuole prendere in giro. Bisognerà fare qualcosa con questa bambina.

Note

[1] Illingworth, R.S., *The normal child. Some problems of the early years and their treatment*, 10 ed., Churchill Livingstone, Edimburgo, 1991.

[2] Fomon, S.J., *Nutrición del lactante*, Mosby/Doyma Libros, Madrid, 1995.

[3] Van den Boom, S.A.M., Kimber, A.C. y Morgan, J.B., "Nutricional composition of home-prepared baby meals in Madrid. Comparison with commercial products in Spain and home-made meals in England", *Acta Paediatr*, 1997, 86: 57-62.

[4] Dewey, K.G., Peerson, J.M., Brown, K.H. et al., "Growth of breast-fed infants deviates from current reference data: a pooled analysis of US, Canadian, and European data sets", *Pediatrics*, 1995, 96: 495-503.

[5] *WHO Working Group on Infant Growth. An evaluation of infant growth*, Documento WHO/NUT/94.8, OMS, Ginevra, 1994.

[6] Dewey, K.G., "Growth patterns of breastfed infants and the current status of growth charts for infants", *J Hum Lact*, 1998, 14: 89-92.

[7] Räihä, N.C.R., Axelsson, I.E., "Protein nutrition during infancy. An update", *Pediatr Clin N Amer*, 1995, 42: 745-764.

[8] Howie, P.W., Houston, M.J., Cook, A. *et al.*, "How long should a breast feed last?" *Early Hum Dev*, 1981, 5: 71-77.

[9] Woolridge, M.W., "Baby-controlled breastfeeding: Biocultural implication", en Stuart-Macadam, P. e Dettwyler, K.A., *Breastfeeding, biocultural perspectives*, Aldine de Gruyter, New York, 1995.

[10] Woolridge, M.W., Ingram, J.C. e Baum, J.D., "Do changes in pattern of breast usage alter the baby's nutrient intake?", *Lancet*, 1990, 336: 395-397.

[11] Birch, L.L., Fisher, J.A., "Appetite and eating behavior in children", *Pediatr Clin North Am*, 1995, 42: 931-953.

[12] Birch, L.L., Johnson, S.L., Andersen, G. et al., "The variability of young children's energy intake", *N Eng J Med*, 1991, 324: 232-235.

[13] Shea, S., Stein, A.D., Basch, C.E. *et al.*, "Variability and self-regulation of energy intake in young children in their everyday environnement", *Pediatrics*, 1992, 90: 542-546.

[14] ESPGAN Committee on Nutrition, "Guidelines on infant nutrition. III. Recommendation for infant feeling", *Acta Paediatr Scand*, 1982, suppl. 302.

[15] American Academy of Pediatrics Committee on Nutrition, "On the feeding of supplemental foods to infants", *Pediatrics* 1980, 65: 1178-1181.

[16] American Academy of Pediatrics Work Group on Breastfeeding, "Breastfeeding and the use of human milk", *Pediatrics*, 1997, 100: 1035-1039.

[17] UNICEF, OMS, UNESCO e FNUAP, *Para la vida. Un reto de comunicación*, 2ª ed., 1993.

[18] Cohen, R.J., Brown, K.H., Canahuati, J. *et al.*, "Effects of age of introduction of complementary foods on infant breast milk intake, total energy intake, and growth: a randomised intervention study in Honduras", *Lancet*, 1994, 343: 288-293.

[29] Klaus, M.H., "The frequency of suckling. A neglected but essential ingredient of breast-feeding", *Obstet Gynecol Clin North Am*, 1987, 14: 623-633.

[20] Daly, S.E.J., Hartmann, P.E. "Infant demand and milk supply. Part 2: The short-term control of milk syntesis in lactating women", *J Hum Lact*, 1995, 11: 27-37.

[21] Fernández Núñez, J.M., Sendín González, C., Paulino Herrera et al., "'Doctor, el nino no me come', como demanda de consulta". *Atención Primaria*, 1997, 20: 554-556.

[22] Guo, S., Roche, A.F., Fomon, S.J. *et al.*, "Reference data for gains in weight and length during the first two years of life", *J Pediatr*, 1991, 119: 355-362.

[23] Nelson, S.E., Rogers, R.R., Ziegler, E.E. *et al.*, "Gain in weight and length during early infancy", *Early Hum Dev*, 1989, 19: 223-239.

[24] Sanders, T.A.B., "Vegetarians diets and children", *Pediatr Clin N Amer*, 1995, 42: 955-965.

[25] Bowlby, J., *Vínculos afectivos. Formación, desarrollo y pérdida*, Ediciones Morata, Madrid, 1986.

[26] Ulecia y Cardona, R., *Arte de criar a los niños*, 2ª ed., Administración de la Revista de Medicina y Cirugía Prácticas, Madrid, 1906.

[27] Puig y Roig, P., *Puericultura o arte de criar bien a los hijos*, Librería Subirana, Barcellona, 1927.

[28] Goday, S., "Alimentació del nen durant la primiera infància", *Monografies Mèdiques*, 19, Barcelona, 1928.

[29] Roig y Raventós, J., *Nocions de Puericultura*, 4ª ed., Políglota, Barcellona, 1932.

[30] Roig y Raventós, J., *Nocions de Puericultura*, 5ª ed., Políglota, Barcellona, 1936

[31] Roig y Raventós, J., *Nocions de Puericultura*, 7ª ed., Políglota, Barcellona, 1947.

[32] Ramos, R., *Puericultura. Higiene, educación y alimentación en la primera infancia*, tomo I, 2ª ed., Barcellona, 1949.

[33] Blancafort, M., *Puericultura actual*, Bruguera, Barcellona, 1979.

[34] Muñoz, J., *¡¡Madre... cría a tu hijo!!*, Barcellona, 1941.

La Leche League

(si pronuncia "La Lece Lig")

È una organizzazione di volontariato internazionale assistenziale apartitica aconfessionale, senza scopo di lucro, fondata nel 1956, attualmente presente in 66 Paesi del mondo con circa 8000 consulenti.

Esiste in Italia da 25 anni con più di cento consulenti, tutte donne che hanno allattato almeno un figlio, e che sono state preparate con cura per aiutare altre donne nella gestione normale dell'allattamento al seno.

LLL ritiene che l'allattamento al seno favorisca e incoraggi un buon rapporto madre-figlio. Essa opera dando informazioni e sostegno alle madri che allattano, offrendo consulenze telefoniche e gruppi d'incontro. In caso di necessità può avvalersi dell'aiuto del suo Comitato di Consulenza Scientifica, che si compone di medici, ostetriche ed altri professionisti.

- Tutte le consulenti de La Leche League sono mamme che hanno allattato al seno i loro figli e e che sono state preparate con cura per aiutare altre donne nella gestione normale dell'allattamento al seno.
- Le consulenti de La Leche League sono disponibili per dare suggerimenti telefonici

e/o epistolari, a chi si rivolge a loro.

- La Leche League organizza gruppi in diverse città; ogni gruppo tiene degli incontri con discussioni informative sui vari aspetti dell'allattamento.
- La Leche League pubblica libri, opuscoli informativi e riviste periodiche per rispondere alle esigenze di tutti coloro che sono interessati all'allattamento al seno.

Per contattare La Leche League:

- 055/781737 - 06/5258365
- www.lalecheleague.org/Lang/LangItaliano.html
- casella postale 1368 - 20100 Milano

Vimala McClure

MASSAGGIO AL BAMBINO, MESSAGGIO D'AMORE

In questo libro Vimala McClure introduce i genitori al massaggio del bambino, sottolineando da una parte la tradizione secolare di tale pratica in India e dall'altra come il tempo del massaggio sia potenzialmente promotore di una migliore relazione: luogo privilegiato di ascolto dei segnali del bambino e di comunicazione così come ben dimostrato nelle figure di questo libro.

Massaggio al bambino, Messaggio d'amore è un manuale pratico che ti insegna le tecniche per massaggiare il tuo bambino facendo del massaggio un momento di gioia e amore. Mostra come il massaggio quotidiano possa essere uno dei doni più grandi che tu possa fare a tuo figlio e... a te stessa.

Con istruzioni e fotografie semplici e chiare illustra, passo dopo passo, le varie tecniche di massaggio.

Troverai inoltre:

- programmi specifici per alleviare coliche, febbre, raffreddori e asma;
- massaggi studiati appositamente per bambini prematuri e bambini con esigenze particolari;
- suggerimenti utili per affrontare i pianti e le agitazioni del tuo bambino;
- filastrocche e canzoncine per arricchire l'esperienza del massaggio;
- consigli per genitori affidatari e adottivi;
- un capitolo speciale dedicato ai papà... e altro ancora per aiutarti a comprendere il linguaggio del corpo del tuo bambino e i segnali d'amore che ti comunica ogni giorno.

Bonomi Editore, 2001, pagg. 280, € 16,53.

Finito di stampare
nel mese di marzo 2004
dalla Tipolitografia Linea Grafica
Cura Carpignano PV